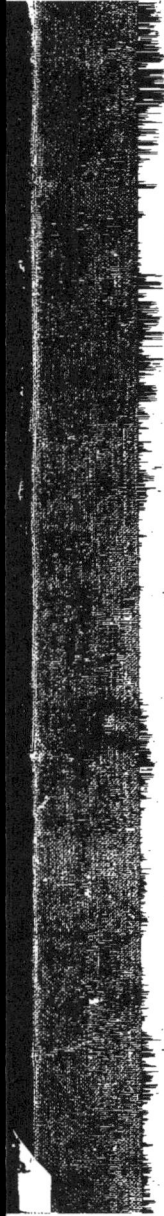

TRAITÉ
D'ANATOMIE
DESCRIPTIVE,

RÉDIGÉ

D'APRÈS L'ORDRE ADOPTÉ A LA FACULTÉ DE MÉDECINE DE PARIS,

PAR M. HIPPOLYTE CLOQUET,

Planches

Première partie. — Ostéologie.

PARIS.

LIBRAIRIE MÉDICALE DE CROCHARD,
RUE ET PLACE DE L'ÉCOLE DE MÉDECINE, N° 13;
A BRUXELLES, CHEZ TIRCHER;
A GAND, CHEZ DUJARDIN. — A LIÉGE, CHEZ DESOER.
1832.

Les *Planches anatomiques*, destinées à accompagner l'*Anatomie descriptive* de M. Cloquet, seront publiées en cinq parties qui seront publiées et vendues... Le prix de chaque partie est de... délivré à la fin de l'année en cours... Le prix de chaque partie... Ouvrages... de... quarante... pour le compte de la partie.

ANATOMIE DESCRIPTIVE.

EXPLICATION DES PLANCHES.

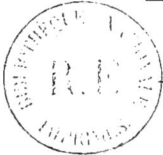

GÉNÉRALITÉS.

PLANCHE Ire.

Les diverses Régions du Corps de l'Homme et de la Femme.

Fig. 1. L'HOMME, vu de face et debout.—*A.* La Tête.—*B.* Le Cou.—*C.* La Poitrine ou le Thorax.—*D.* L'Abdomen ou le Bas-Ventre. — *E,E.* Les Membres thoraciques. — *F,F.* Les Membres abdominaux ou inférieurs.

1. Le Front. 2. Le Nez. 3. Les Yeux. 4. L'Oreille. 5. La Bouche. 6. Le Menton. 7. La Joue. 8. La Région pariétale recouverte par les Cheveux. 9,9. Les Rudimens des Mamelles. 10. La Fossette ou la Scrobicule du cœur. 11. L'Épigastre. 12. La Région ombilicale ou le Mésogastre. 13. L'Ombilic. 14. L'Hypogastre. 15. Les Hypochondres. 16,16. Les Flancs ou les Côtés proprement dits. 17,17. Les Régions iliaques et les Aînes. 18. Les Organes extérieurs de la Génération. 19,19. Les Épaules. 20,20. Les Bras. 21,21. Les Avant-Bras. 22,22. Les Mains. 23. Le Pouce. 24,24. Les Doigts. 25,25. Les Cuisses. 26,26. Les Genoux. 28,28. Les Jambes. 29. Les Pieds. 30. Le Talon. 31. Le Gros Orteil. 32. Les Orteils.

Fig. 2. La Femme, vue de face.

1,1. Les Mamelles. 2. Les Organes extérieurs de la Génération.

Fig. 3. La Femme, vue par derrière.

1. L'Épaule. 2. Le Dos. 3. Le Coude. 4. Le Poignet. 5. Les Lombes. 6,6. Les Fesses. 7,7. Les Jarrets. 8,8. Les Mollets ou le Gras des Jambes.

PLANCHE II.

Tissus organiques.

Fig. 1. Globules du Tissu cellulaire, grossis 200 fois.
Fig. 2. ————— Péritoine, grossis 200 fois.
Fig. 3. Globules du Tissu musculaire, grossis 200 fois.
Fig. 4. ————— Tissu tendineux, même augmentation.
Fig. 5. ————— de la Membrane moyenne des Veines, même augmentation.
Fig. 6. ————— des Aponévroses.
Fig. 7. ————— de l'Épiderme.
Fig. 8. ————— du Chorion.
Fig. 9. ————— de la Membrane moyenne des Artères.
Fig. 10. ————— de la Membrane interne des Artères.
Fig. 11. ————— de la Membrane interne des Veines.
Fig. 12. Os long, scié dans le sens de sa longueur.

a,a,a. Tissu compacte. *b,c.* Tissu celluleux des extrémités. *d.* Tissu réticulaire et Canal médullaire.

Fig. 13. Lamelle de Tissu spongieux ou celluleux des Os, avec ses vacuoles à jour.
Fig. 14. Segment du Corps d'un Os long, coupé dans le sens de l'axe.
     a. Canal médullaire.   *b,b.* Tissu compacte.
Fig. 15. Tranche du corps d'un Os long.
     a. Canal médullaire; Tissu réticulaire.   *b.* Tissu compacte.
Fig. 16. Tranche d'un Os plat, disposée de manière à faire voir le Diploé et les deux
    Lames compactes.
Fig. 17. Tissu spongieux, à lames minces et rapprochées, d'un Os court.
Fig. 18. Parcelle de la Lame interne d'un Os plat (Pariétal), vue au microscope, avec
    ses sillons vasculaires et ses porosités.
     a,b,b. Sillons vasculaires.
Fig. 19. Parcelle de la Lame interne d'un Os plat (Frontal), vue au microscope, avec
    ses vaisseaux sanguins et lymphatiques, après avoir été, à l'aide d'un acide,
    amenée à l'état de cartilage.
Fig. 20. Segment du corps d'un Os long avec sa moelle.
     a. Artère médullaire.   *b.* Moelle.   *c.* Canal médullaire.

PLANCHE III.

Tissus organiques.

Fig. 1. Fragment du corps d'un Os long (*Radius*).
     a,a. Tissu compacte.   *b,b.* Tissu réticulaire.
Fig. 2. Fragment du corps d'un autre Os long (*Fémur*).
     a,a. Tissu compacte.   *b,c,c.* Tissu réticulaire.
Fig. 3. Parcelle de la Lame externe d'un Os plat (*Temporal d'adulte*), vue au micros-
    cope, avec ses sillons rampans, une foule de points et quelques pores épars.
Fig. 4. Parcelle d'un Pariétal de Fœtus, avec ses fossettes et ses innombrables porosités.
Fig. 5. Parcelle de Tissu médullaire, vue au microscope.
Fig. 6. La portion la plus large de cette figure représente un point du Pariétal d'un
    enfant, vu au microscope, avec ses pores et ses enfoncemens. Les vaisseaux san-
    guins étant injectés.
    La portion la plus étroite offre aux yeux le Péricrâne correspondant renversé,
    avec les vaisseaux de sa face interne.
Fig. 7. Portioncule de la Moelle des Os, vue au microscope.
     a. Troncs des vaisseaux sanguins.   *b,c.* Utricules médullaires.
Fig. 8. Vaisseaux sanguins du Périoste.
Fig. 9. Un Muscle (*Biceps brachial*).
     a. Le Corps charnu.   *b,b,b.* Tendons d'insertion et de naissance.   *c.* Aponé-
    vrose terminale.
Fig. 10. Plexus nerveux.
     a,a,a,a,a,a. Troncs des Nerfs qui donnent naissance au Plexus.   *b,b,b.* In-
    tervalles entre ces Troncs entrecroisés.   *c,c,c,c.* Troncs qui naissent du Plexus.
    d,d,d,d. Filets qui émanent de ces Troncs.

PLANCHE IV.

Tissus organiques.

Fig. 1. Portion de substance osseuse de Fœtus humain, grossie au microscope.
Fig. 2. Portion du Rocher d'un Fœtus, vue au microscope, sur laquelle on aperçoit
    une foule de vaisseaux lymphatiques.
Fig. 3. Ganglion semi-lunaire gauche, double de sa grandeur naturelle.
    On voit à gauche les rameaux du grand Splanchnique qui se rendent au Gan-
    glion, et à droite les filets qui sortent du Ganglion pour former le Plexus
    mésentérique supérieur.

Fig. 4. Même Ganglion, grandeur naturelle.

On voit en haut le grand Splanchnique et deux filets de communication avec les nerfs spinaux.

Fig. 5. Ganglion cervical supérieur du grand Sympathique.

Fig. 6. L'un des Ganglions nerveux qu'on observe au milieu des Plexus nerveux de l'Abdomen.

Fig. 7. Portion du Péritoine, avec les vaisseaux capillaires qui se ramifient à sa surface et dans son épaisseur.

Fig. 8. Tronc de la Veine iliaque externe, ouvert afin de faire voir l'intérieur de ses parois et la disposition de ses valvules.

a. Tronc de la veine iliaque externe. b. Calibre du vaisseau. c. Intérieur de la même veine. d,d. Valvules formées par la membrane interne de la veine. e,e. Ouvertures par lesquelles les branches de la veine s'ouvrent dans sa cavité. f,f,h. Tronc secondaire et Branches fournies par le même vaisseau.

PLANCHE V.

Tissus organiques.

Fig. 1. Tronc de l'Artère iliaque primitive, avec les deux troncs secondaires, et les principales branches et rameaux qu'elle fournit.

a. Ouverture de l'artère iliaque primitive. b. Tronc de la même artère. c. Iliaque externe. d. Iliaque interne ou Artère hypogastrique. c,c,c. Rameaux naissant de la branche précédente. e. Ligament ou Artère ombilicale.

Fig. 2. Ganglions et vaisseaux lymphatiques.

a,a. Vaisseaux lymphatiques. b. Réunion des deux vaisseaux pour n'en faire qu'un. c. Vaisseaux lymphatiques efférens, entrant dans le Ganglion. d,d. Ganglion. e. Vaisseaux efférens, sortant du Ganglion. e. Division d'un tronc efférent en deux branches. ff. Vaisseaux lymphatiques efférens d'un Ganglion plus éloigné que celui à côté duquel ils passent.

Fig. 3. Tissu adipeux, formé par la réunion des vésicules membraneuses qui contiennent la graisse.

Fig. 4. Portion de la lèvre inférieure, vue par sa face interne.

a. Membrane muqueuse. b,b. Follicules muqueux placés entre la couche charnue et la membrane précédente. c,d. Couche charnue.

Fig. 5. Glande sous-maxillaire avec son canal excréteur et les nombreuses racines qui viennent le constituer.

a,a,a. Lobes et lobules de la Glande. b,b,b. Son conduit excréteur. c,c,c. Racines de ce conduit.

PLANCHE VI.

Squelette.

Fig. 1. Squelette d'adulte, vu de face.

A. La Tête. B. La Poitrine. C. Le Bassin. D,D. Les Membres supérieurs. E,E. Les Membres inférieurs.

1. Le Coronal. 2. Le Pariétal. 3. Les Fosses orbitaires. 4. Le Nez. 5. L'Arcade zygomatique. 6. L'Os maxillaire inférieur. 7. Les Arcades dentaires. 8. Le Cou. 9. Portion lombaire de la Colonne vertébrale. 10,10. Le Sternum. 11. Les vraies Côtes. 12. Le Cartilage de prolongement des dernières Côtes. 13. Les fausses Côtes. 14. Les deux dernières Côtes ou Côtes flottantes. 15. L'Appendice xiphoïde. 16. Le Sacrum. 17,17. Les Os coxaux. 18,18. Les Trous obturateurs. 19'. Les Clavicules. 19. Les Omoplates. 20,20. Les Humérus. 21,21. Les Cubitus. 22,22. Les Radius.

23,23. Le Carpe. 24. Les Doigts. 25. Les Fémurs. 26,26. Les Rotules. 27,27. Le Tibia. 28,28. Le Péronné. 29,29. Le Tarse. 30,30. Les Orteils.

Fig. 2. Le même, vu par derrière.

A. La Tête. *B,B.* Le Thorax. *C,C.* Le Bassin. *D.* Les Membres thorachiques. *E.* Les Membres abdominaux.

1,1 Les Pariétaux. 2. L'Occipital. 3. L'Orbite. 4. L'Os maxillaire inférieur. 5. L'Arcade zygomatique. 6. Le Temporal droit. 7. Première Vertèbre cervicale. 8. Seconde Vertèbre cervicale. 9. Sixième Vertèbre cervicale. 10. Première Vertèbre dorsale. 11. Dernière Vertèbre dorsale. 12. Quatrième Vertèbre lombaire. 13,13. Les vraies Côtes. 14. Côtes flottantes. 15. Le Sacrum. 16. Le Coccyx. 17,17. Les Os innominés. 18. Les Trous sous-pubiens ou obturateurs. 19,19. Les Tubérosités sciatiques. 20,20. Les Clavicules. 21,21. Les Omoplates. 22,22. Les Humérus. 23. Le Cubitus. 24. Le Radius. 25. Le Carpe. 26. Le Métacarpe. 27. Les Doigts. 28,28. Les Fémurs. 29,29. Le Tibia. 30,30. Le Péroné. 31,31. Les Tarses. 32. Le Métatarse. 33. Les Orteils.

PLANCHE VII.

Squelette. — Colonne vertébrale.

Fig. 1. Squelette d'adulte, vu de profil.

A. La Tête. *B.* La Poitrine. *C.* Le Bassin. *D.* Les Membres thorachiques. *E.* Les Membres abdominaux.

1. Le Coronal. 2. Le Pariétal. 3. Le Temporal. 4. L'Orbite. 5. L'Occipital. 6. L'Apophyse mastoïde. 7. Le Nez. 8. L'Os maxillaire supérieur. 9. L'Os de la Pommette. 10. L'Os maxillaire inférieur. 11. Les Arcades dentaires. 12. Portion cervicale de la Colonne épinière. 13. Portion lombaire de la même Colonne. 14. L'Os coxal gauche. 15. Le Sacrum. 15'. Le Coccyx. 16,16. Les Fémurs. 17. La Rotule. 18. Le Tibia. 19. Le Péroné. 20,20. Le Tarse. 21. Le Métatarse. 22,22. Les Orteils. 23. La Clavicule. 24. L'Omoplate. 25. L'Humérus. 26. Le Cubitus. 27. Le Radius. 28. Le Carpe. 29. Le Métacarpe. 30,30. Les Doigts.

Fig. 2. Colonne vertébrale, vue par sa face postérieure.

A. Colonne vertébrale. *B.* Le Sacrum. *C.* Le Coccyx.

1. Première Vertèbre cervicale, nommée Atlas. 2. L'Axis ou la seconde Vertèbre cervicale. 3. Espace qui sépare le Sacrum des Lames et de l'Apophyse épineuse de la dernière Vertèbre lombaire. 4. Terminaison du Canal sacré.

PLANCHE VIII.

Colonne vertébrale.

Fig. 1'. Colonne vertébrale, avec le Sacrum et le Coccyx, vus par leur face antérieure.

a. L'Atlas ou la première Vertèbre cervicale formant le sommet de la Colonne vertébrale. *b.* L'Axis ou la seconde Vertèbre cervicale. *g.* La Vertèbre proéminente ou la septième Vertèbre cervicale. *c,d,e,f.* Troisième, quatrième, cinquième et sixième Vertèbres cervicales. *h,i* et jusqu'à *s* inclusivement, les douze Vertèbres dorsales. *l.* Cinquième Vertèbre dorsale, au niveau de laquelle se joignent les deux pyramides formées par la région dorsale de la Colonne vertébrale. *s.* Douzième ou dernière Vertèbre dorsale. *t.* Première Vertèbre lombaire. *u,v,x.* Seconde, troisième et quatrième Vertèbres lombaires. *y.* La cinquième ou dernière Vertèbre lombaire, articulée avec le Sacrum et formant la base de la Colonne vertébrale. *z.* Le Sacrum. 2,2,3. Le Coccyx. *i,i,i.* Trous sacrés antérieurs.

Fig. 2. Les mêmes pièces, vues de profil.

a,a,a. Apophyses épineuses des sept Vertèbres cervicales. b,b,b. Apophyses épineuses des douze Vertèbres dorsales. c,c,c. Apophyses épineuses des cinq Vertèbres lombaires. d. Tubercules de la face postérieure du Sacrum, faisant suite aux Apophyses épineuses des Vertèbres. e. Face latérale du Sacrum, avec la Facette articulaire qui l'unit à l'Os iliaque correspondant. f. Partie latérale de la face postérieure du Sacrum. g. Extrémité inférieure du Sacrum. h,i. Les quatre pièces du Coccyx.

PLANCHE IX.

Colonne vertébrale.—Développement.—Structure.

Fig. 1,1. Colonne vertébrale d'un Fœtus à terme, avec le Sacrum et le Coccyx, vue par sa face extérieure. A. Colonne vertébrale. B. Le Sacrum.

Fig. 2. La même pièce, vue de profil.

Fig. 3. Coupe longitudinale de la Colonne vertébrale du Sacrum et du Coccyx, faite suivant leur diamètre antéro-postérieur, et par laquelle on peut voir le Canal vertébral et le Canal sacré.

A. Colonne vertébrale. B. Le Sacrum. C. Le Coccyx. D. Courbure cervicale de l'épine. E. Courbure dorsale. F. Courbure lombaire.

1. Apophyse odontoïde de l'Axis. 2. Arc antérieur de l'Atlas. 3. Son Arc postérieur.

PLANCHE X.

Vertèbres isolées.

Fig. 1' et 1. L'Atlas ou la première Vertèbre cervicale, vue par sa face supérieure.

a. Le grand Trou vertébral. b. Facette de l'Arc antérieur, qui s'articule avec l'Apophyse odontoïde de l'Axis. c. Tubercule de l'Arc postérieur. dd. Apophyses transverses. ee. Trou des Apophyses transverses. f. Tubercules de l'Arc antérieur. g,g. Apophyses articulaires supérieures qui reçoivent les Condyles de l'Occipital. h,h. Petit Arc ou Arc antérieur. i,i. Grand Arc ou Arc postérieur.

Fig. 2'. La même Vertèbre, vue par sa face inférieure.

a. Grand Trou vertébral. c. Tubercule de l'Arc postérieur. d,d. Apophyses transverses. e,e. Trou des Apophyses transverses. f. Tubercules du petit Arc. g,g. Apophyses articulaires inférieures. i,i. Grand Arc. j,j. Petit Arc ou Arc antérieur.

Fig. 3'. L'Axis ou la seconde Vertèbre cervicale, vue obliquement par ses faces supérieure et postérieure.

a. Trou vertébral. b,b. Apophyses articulaires supérieures. c. Apophyse odontoïde. d. Le Corps de la Vertèbre. e,e. Les Apophyses articulaires inférieures. f. Les Lames allant former l'Apophyse épineuse. g,g. Apophyses transverses.

Fig. 4'. La même Vertèbre, vue par sa face antérieure.

a. Apophyse odontoïde. b. Apophyse épineuse. c,c. Apophyses articulaires inférieures. d,d. Apophyses articulaires supérieures. e,e. Apophyses transverses. f. Le Corps de la Vertèbre. g,g. Les deux Tubercules de l'Apophyse épineuse.

Fig. 5'. La même Vertèbre, vue de profil.

a. L'Apophyse odontoïde. b. L'apophyse articulaire supérieure gauche. c. Partie inférieure du Corps. d. L'apophyse transverse gauche, avec le trou oblique dont elle est percée.   *e.* L'Apophyse épineuse.   *f.* La Lame gauche.

Fig. 6'. Quatrième Vertèbre cervicale, vue par sa face inférieure.
     a. Trou vertébral.   *b.* Le Corps.   *c,c.* Apophyses transverses.   *d,d.* La Gouttière qui concourt à la formation du Trou de conjugaison correspondant. *e,e.* Apophyses articulaires inférieures.   *f,f.* Trous dont sont percées les Apophyses transverses.   *g.* Apophyse épineuse.   *h,h.* Lame de la Vertèbre.

Fig. 7'. La même Vertèbre, vue par sa face supérieure.
     a. Le grand Trou vertébral.   *b.* Le Corps de la Vertèbre.   *c,c.* Apophyses transverses.   *d,d.* Trous dont elles sont percées.   *e,c.* Apophyses articulaires supérieures.   *f,f.* Les Lames.   *g.* L'Apophyse épineuse.   *h,h.* Apophyses articulaires inférieures.

Fig. 8'. La septième Vertèbre cervicale, vue par sa face supérieure.
     a. Grand Trou vertébral.   *b.* Le Corps.   *c,c.* Les Apophyses articulaires supérieures.   *d,d.* Apophyses transverses.   *e.* Apophyse épineuse.   *f,f.* Le Trou des Apophyses transverses.

Fig. 9'. La huitième Vertèbre dorsale, vue par sa face inférieure.
     a. Grand Trou vertébral.   *b.* Le Corps.   *c,c.* Échancrure qui concourt à former le Trou de conjugaison.   *dd.* Les Apophyses articulaires supérieures. *e,c.* Les Apophyses transverses.   *f.* L'Apophyse épineuse.

Fig. 10'. La même Vertèbre, vue par sa face inférieure.
     a. Le Grand Trou vertébral.   *b.* Le Corps.   *c,c.* L'Échancrure qui concourt à la formation des Trous de conjugaison.   *d,d.* Les Apophyses transverses.   *e.* L'Apophyse épineuse.   *f,f.* Les Apophyses articulaires inférieures, dirigées en avant.

Fig. 11'. Quatrième Vertèbre lombaire, vue par sa face supérieure.
     a. Trou vertébral.   *b.* Corps de la Vertèbre.   *c,c.* Échancrure servant à former le Trou de conjugaison.   *d,d.* Apophyses transverses.   *e.* Apophyses épineuses.   *f,f.* Apophyses articulaires inférieures.   *g,g.* Apophyses articulaires supérieures, dirigées en dedans et en arrière.

Fig 12'. La même Vertèbre, vue par sa face inférieure.
     a. Trou vertébral.   *b.* Le Corps.   *d,d.* Les Apophyses transverses. *c,c.* Échancrures servant à former le Trou de conjugaison.   *e,e.* Apophyses articulaires inférieures, dirigées en avant et en dehors.   *f,f.* Apophyses articulaires supérieures.   *g.* Apophyse épineuse.

PLANCHE XI.

Sternum. — Côtes.

Fig. 1'. Elle représente le Sternum d'un homme adulte, vu de face.
     a,f,g,h,i. Première, seconde, troisième, quatrième et cinquième pièces dont est composé le Sternum.   *b,b.* Surfaces obliques qui s'articulent avec la Clavicule correspondante.   *c,c,d.* Surface oblongue qui reçoit le Cartilage de prolongement de la première Côte.   *e,e,e.* Jonction des pièces du Sternum entre elles, formant des cavités pour recevoir les Cartilages des Côtes.   *j.* Appendice xiphoïde.   *k.* Légère excavation (fourchette) que présente la partie supérieure de l'Os, entre les deux surfaces qui s'articulent avec les Clavicules.

Fig. 2'. Le même Os, vu par sa face postérieure.
     a,c,d,e,f. Les cinq pièces du Sternum.   *b,b.* Les Facettes qui s'articulent avec les Clavicules.   *g.* L'Appendice xiphoïde.   *h,h,h,h.* Union des pièces du Sternum entre elles.

Fig. 3'. Le même Os, vu de profil.
     a. Surface qui reçoit le Cartilage de prolongement des premières Côtes.

b. Facette qui s'articule avec la Clavicule.   *c,d,e,f,g,h.* Surfaces qui reçoivent le Cartilage de prolongement des six Côtes suivantes.   *i.* Appendice xiphoïde.
Fig. 4. La septième Côte du côté droit, vue par sa face inférieure.

 a. Double Facette que présente la tête de l'Os.   *b.* Facette arrondie qui s'observe sur la tubérosité, et s'articule avec l'Apophyse transverse de la Vertèbre correspondante.   *c.* Tubérosité.   *d.* Angle de la Côte.   *e.* Gouttière creusée sur la face interne et le bord inférieur de la Côte, pour recevoir les vaisseaux et nerfs intercostaux.   *f.* Bord inférieur.   *g.* Bord supérieur.   *h.* L'Extrémité antérieure ou sternale, creusée d'une cavité qui reçoit le Cartilage de prolongement.

Fig. 5. Tête d'une Côte, vue de face, afin de faire voir la double Facette dont elle est munie (*a* et *b*)

Fig. 6. La première Côte du côté droit, vue par sa face supérieure.

 a. Tête de la Côte.   *b.* Tubérosité.   *c.* Col qui supporte la tête.   *d.* Bord interne de l'Os.   *e.* Son bord externe.   *f.* Extrémité sternale de la Côte.

Fig. 7. La seconde Côte du côté gauche, vue par sa face supérieure.

 a. La Tête de la Côte.   *b.* Le Col.   *c.* La Tubérosité.   *d.* Bord interne et supérieur.   *e.* Bord externe et inférieur.   *f.* Extrémité antérieure ou sternale.

Fig. 8. La onzième Côte du côté droit, vue par sa face supérieure.

 a. Tête de l'Os.   *b.* Le Col se continuant insensiblement avec le corps de l'Os, sans présenter de tubérosité.   *c.* Le Bord inférieur.   *d.* Le Bord supérieur.   *e.* L'Extrémité antérieure ou abdominale.

Fig. 9. La douzième ou dernière Côte droite.

 a. La Tête de l'extrémité vertébrale.   *b.* Le Bord supérieur.   *c.* L'Extrémité antérieure ou abdominale terminée en pointe.

PLANCHE XII.

Thorax.

Fig. 1. Le Thorax ou la Poitrine, vu de face.

 a. La dernière Vertèbre cervicale.   *b.* L'Ouverture supérieure, ou la petite Circonférence de la Poitrine.   *c.* La dernière Vertèbre dorsale.   *d.* La première Vertèbre lombaire.   *e,f,g,h,i.* Première, seconde, etc., pièces du Sternum.   *j.* L'Appendice xiphoïde.   *k.* La première Côte.   *l.* La seconde Côte.   *m.* La troisième Côte.   *n.* La quatrième Côte.   *o.* La cinquième Côte.   *p.* La sixième Côte.   *q.* La septième Côte. Les sept Côtes précédentes sont nommées Vertébro-sternales, ou vraies Côtes.   *r.* La huitième Côte.   *s.* La neuvième Côte.   *t.* La dixième Côte.   *u.* La onzième Côte.   *y.* La douzième Côte. Les cinq précédentes sont appelées Côtes abdominales, asternales, ou fausses Côtes, et les deux dernières, plus spécialement, Côtes flottantes.   *v,x.* Fibro-Cartilages des dernières Côtes, s'articulant entre eux.   *z.* Dixième ou dernier espace intercostal.

Fig. 2. Même partie, vue par sa face postérieure. Sur cette pièce, on voit la forme de la Région postérieure du Thorax; la portion dorsale des Gouttières vertébrales; les rapports des Tubérosités des Côtes avec les Apophyses transverses des Vertèbres correspondantes; la direction de l'extrémité postérieure des Côtes; la forme et la direction de la partie postérieure des Espaces intercostaux; la situation de l'Angle des Côtes dans chacune d'elles.

 a. Septième Vertèbre cervicale.   *b.* Dernière Vertèbre dorsale   *c.* Première Vertèbre lombaire.   *d.* Apophyse transverse de la dernière Vertèbre cervicale.   *e,e,e,e.* Les Tubérosités des Côtes, articulées avec les Apophyses transverses des Vertèbres dorsales.

PLANCHE XII.

Assemblage des Côtes. — Développement du Thorax.

Fig 1. Elle représente les douze Côtes gauches, vues par leur face externe, dans leur situation respective, pour faire voir la forme et la direction de ces Os et des Espaces intercostaux. *a,a,a,a.* Tête des Côtes. *b,b.* Tubérosités des Côtes confondues dans la première avec son angle. *c,c,c,c.* Espaces intercostaux. *d,e,f,g,h,i,j,k,l,m,n,o.* Extrémités antérieures des Côtes depuis la première jusqu'à la douzième.

Fig. 2. Les mêmes parties, vues par leur face interne.
a,a,a,a. Tête des Côtes, munies chacune d'une double Facette articulaire : les première, dixième, onzième et douzième n'ont qu'une seule Facette. *b,b,b.* Tubérosités des Côtes : elles sont distinctes des Angles, et munies d'une Facette articulaire arrondie. Les deux dernières Côtes manquent de ces Facettes. *c,d, e,f,g.* Extrémités antérieures des Côtes.

Fig. 3. Elle représente la Poitrine d'un Fœtus à terme, vue par sa face antérieure.
a,b,c,d. Parties ossifiées des quatre pièces supérieures du Sternum. *e,e.* Point de réunion des Cartilages des fausses Côtes avec ceux des Côtes sternales.

Fig. 4. Elle offre la portion latérale gauche de la Poitrine d'un Fœtus à terme.
a,a. Etendue moyenne du diamètre antéro-postérieur de la Poitrine. *b,b.* Autre ligne destinée à faire voir l'obliquité de la grande étendue du diamètre antéro-postérieur de la base de la Poitrine. *c,c.* Ligne marquant la grande obliquité du Sternum projeté en avant par les Côtes, dont la courbure est peu marquée chez le Fœtus. *d.* Appendice xiphoïde. *e.* Ligament sur-épineux. Les Apophyses ne sont pas encore ossifiées.

PLANCHE XIV.

Sphénoïde.

Fig. 1. Sphénoïde, vu par sa face antérieure.
A. Le corps du Sphénoïde. *B,B.* Ses grandes Ailes. *C,C.* Les petites Ailes ou Apophyses d'Ingrassia. *D,D.* Les Apophyses ptérygoïdes.
a. Lame carrée placée derrière la fosse pituitaire. *b,b.* Angles formés par la réunion des bords latéraux de cette Lame avec son bord antérieur. Ces Angles portent le nom d'Apophyses clinoïdes postérieures. *c,c.* Ouverture des Sinus sphénoïdaux. *d,d.* Bord antérieur des petites Ailes. *e,e.* Sommet des petites Ailes. *g.* Crête moyenne de la face inférieure du corps de l'Os. *h,h.* Fente sphénoïdale. *i,i.* Portion de la face externe de la grande Aile, qui fait partie de la Fosse temporale. *B,B.* Portion de la même face qui fait partie de la Fosse zygomatique. *j,j.* Sommet des grandes Ailes. *k,k.* Bord qui s'articule avec l'Os de la Pommette. *l,l.* Aile externe de l'Apophyse ptérygoïde. *m,m.* Aile interne. *n,n.* Crochet qui termine l'Aile interne, et sur lequel se contourne le Tendon du Muscle péristaphylin externe. *o,o.* Trou maxillaire supérieur. *p,p.* Épine sphénoïdale et Trou sphéno-épineux. *q,q.* Portion de la Face antérieure de l'Os articulé avec l'Ethmoïde et l'Os palatin.

Fig. 2. Le même Os, vu par sa face supérieure.
A,A. Le corps de l'Os. *C,C.* Petites Ailes. *B,B.* Grandes Ailes.
a. Gouttières longitudinales qui correspondent aux Nerfs olfactifs. *bb.* Autre Gouttière transversale correspondant aux Nerfs optiques. *c,c.* Trous optiques.

d,d. Apophyse clinoïde antérieure. *e,e.* Fente sphénoïdale. *f,f.* Face supérieure des petites Ailes. *g,g.* Sommet des mêmes Ailes. *h,h.* Extrémité des grandes Ailes qui se joint au Pariétal. *i,i.* Bord épais des grandes Ailes qui s'articule avec le Coronal. *j,j.* Trou maxillaire inférieur (ovale). *k,k.* Trou maxillaire supérieur. *l,l.* Bord postérieur des grandes Ailes. *m.* Face postérieure du corps de l'Os, s'articulant avec l'Apophyse basilaire. *n,n.* Surface concave, faisant partie de la Gouttière basilaire. *o.* Lame carrée qui borne en arrière la Fosse pituitaire. *p.* Fosse pituitaire. *s,s.* Gouttière qui loge l'Artère carotide interne, et qui correspond au Sinus caverneux. *q,q.* Trou sphéno-épineux. *r,r.* Épine sphénoïdale.

Fig. 3. Le même Os, vu par sa face inférieure.

A,A. Corps de l'Os. *B,B.* Ses grandes Ailes.

a,b. Crête moyenne de la face inférieure. *c.* Partie postérieure du corps de l'Os. *d,d.* Partie interne de la base de l'Apophyse ptérygoïde. *e,e.* Aile interne de la même Apophyse. *f,f.* Son Aile externe. *g,g.* Sommet de l'Aile interne. *h,h.* Sommet de l'Aile externe. *i,i.* Trou maxillaire inférieur. *j,j.* Trou sphéno-épineux. *k,k.* Épine sphénoïdale. *l,l.* Surface externe de la grande Aile, qui fait partie de la Fosse zygomatique. *m,m.* Portion de la même surface, qui fait partie de la Fosse temporale. *o,o.* Face inférieure des petites Ailes avec l'Orifice correspondant du Trou optique. *n,n.* Surface quadrilatère faisant partie de la paroi externe de l'Orbite. *p,p.* Partie mousse du bord antérieur qui concourt à former les fentes sphéno-maxillaires. *q,q.* Ouverture des Sinus sphénoïdaux. *r,r.* Bord antérieur des petites Ailes, taillé en biseau, pour s'articuler avec le Coronal. *s,s.* Partie du bord interne qui s'articule avec l'Os de la Pommette. *t,t.* Sommet des grandes Ailes.

Fig. 4. Le même Os, vu par sa face latérale droite.

A. Corps de l'Os. *B.* Portion de la face externe de la grande Aile qui appartient à la Fosse temporale. *C.* Apophyse ptérygoïde droite.

a. Lame carrée et Apophyse clinoïde postérieure droite. *b.* Face postérieure de la Lame carrée. *c,d.* Face postérieure du corps de l'Os. *e.* Fosse pituitaire. *f.* Apophyse clinoïde antérieure droite. *g.* Épine sphénoïdale. *h.* Bord postérieur des grandes Ailes. *i.* Bord antérieur qui se joint au Coronal. *j.* Autre bord qui s'articule avec l'Os de la Pommette. *k.* Crête moyenne de la face antérieure. *l.* Crête médiane de la face inférieure. *m.* Aile externe de l'Apophyse ptérygoïde. *n.* Aile interne de la même Apophyse.

PLANCHE XV.

Sphénoïde — Cornets sphénoïdaux.

Fig. 1. Le Sphénoïde, vu par sa face postérieure.

A. Le corps de l'Os. *B.* Les grandes Ailes. *C.* Les petites Ailes. *D.* Les Apophyses ptérygoïdes.

a. Portion de la Lame carrée qui fait partie de la Gouttière basilaire. *b.* Face postérieure du corps qui s'articule avec l'Occipital. *c.* Crête moyenne de la face inférieure. *d,d.* Apophyses clinoïdes postérieures. *e,e.* Apophyses clinoïdes antérieures. *f,f.* Sommet des petites Ailes. *g.* Orifice postérieur du Trou vidien. *h.* Bord postérieur qui se joint au Rocher. *j,j.* Extrémité des grandes Ailes. *k,k.* Surface qui fait partie des Fosses latérales moyennes de la base du Crâne. *l,l,m,m.* Bord qui se joint à l'Os de la Pommette. *n,n.* Aile externe de l'Apophyse ptérygoïde *o,o.* Aile interne. *o,o'.* Trou ptérygo-palatin. *p,p.* Fosse ptérygoïdienne. *q,q.* Crochet qui termine l'Aile interne.

Fig. 2. Le Sphénoïde, vu par sa face supérieure. La Lame osseuse qui couvre le corps de l'Os et forme le fond de la Fosse pituitaire, a été enlevée afin de faire voir les Sinus sphénoïdaux, leur cloison moyenne et leurs ouvertures.

A,A. Le corps de l'Os. *B,B.* Ses grandes Ailes. *C,C.* Ses petites Ailes.
     a. Portion de la face supérieure du corps de l'Os et en avant des Sinus sphénoïdaux. *b,b.* Ouverture des Sinus. *c,c.* Sinus sphénoïdaux. *d.* Bord antérieur de la Lame carrée. *e,e.* Apophyses clinoïdes postérieures. *f.f.* Face postérieure de la Lame carrée. *g.* Face postérieure du corps de l'Os. *h,h.* Gouttière caverneuse. *i,i.* Trou maxillaire supérieur. *j.j.* Trou maxillaire inférieur. *k,k.* Trou sphéno - épineux. *l,l.* Épine sphénoïdale. *m,m.* Bord postérieur des grandes Ailes. *n,n.* Extrémités des mêmes parties. *o,o.* Bord des grandes Ailes qui se joint au Frontal. *p,p.* Trous optiques. *q,q.* Bord antérieur des petites Ailes. *r,r.* Extrémités des petites Ailes. *s,s.* Apophyses ptérygoïdes. *t,t.* Fente sphénoïdale.

Fig. 3. Le Sphénoïde d'un Fœtus à terme, vu par sa face postérieure.
     a. Face postérieure du corps de l'Os. *b.* Face inférieure du corps. *c,c.* Petites Ailes. *d,d.* Grandes Ailes. *e,e.* Apophyses ptérygoïdes.

Fig. 4. La même pièce, vue par sa face supérieure.
     a. Partie postérieure du corps de l'Os. *b.* Saillie qui sépare les Gouttières des Nerfs olfactifs. *c c.* Petites Ailes. *d,d.* Grandes Ailes. *e,e.* Point de jonction des grandes Ailes avec le corps.

Fig. 5. La même pièce, vue par sa face inférieure.
     a. Partie postérieure du corps. *b.* Partie antérieure du corps. *c,c.* Petites Ailes. *d,d.* Grandes Ailes. *c,e.* Apophyses ptérygoïdes. *f.f.* Point de jonction des grandes Ailes avec le corps. *g,g.* Fentes sphénoïdales.

Fig. 6. Le Cornet sphénoïdal du côté gauche, vu par sa face supérieure ou concave.
     a. Base ou extrémité antérieure. *b.* Sommet ou extrémité postérieure. *c.* Bord interne.

Fig. 7. Le même Os, vu par sa face inférieure ou convexe.
     a. Sa Base. *b.* Son Sommet. *c.* Son Bord externe. *d.* Son Bord interne.

PLANCHE XVI.

Ethmoïde.

L'Ethmoïde d'un homme de vingt ans, vu par sa face antérieure.
     a. Apophyse crista-galli. *b,b.* Crochets de la même Apophyse. *c.* Lame verticale. *d,d.* Gouttières placées entre la Lame précédente et les masses latérales. *e,e.* Masses latérales, et en avant, l'ouverture de l'infundibulum. *f.f.* Lame et portion de Cellules recouvertes par l'Os unguis. *g,g,i,i,l,l.* Lames et Cellules ethmoïdales antérieures. *h,h.* Os planum. *j.j.* Lames appartenant au Cornet moyen. *k.* Bord inférieur de l'Os planum.

Fig. 2. Le même Os, vu par sa face inférieure.
     a. Lame verticale. *b.* Gouttières profondes placées entre la Lame précédente et les masses latérales; au fond de cette Gouttière on voit la Lame criblée avec les Trous olfactifs et les deux fentes dont elle est percée. *c,c.* Fentes de la Lame criblée. *d,d.* Cornets moyens. *e.* Partie postérieure des Masses latérales. *f.* Extrémité postérieure du Cornet moyen. *g,h.* Lames couvertes par l'Apophyse montante du Maxillaire supérieur.

Fig. 3. Le même Os, vu par sa face supérieure.
     a. Lame perpendiculaire. *b.* Bord postérieur de la Lame criblée. *c.* Apophyse crista-galli. *d,d.* Gouttières et Trous olfactifs. *e.* Lames et Cellules couvertes par l'Apophyse montante de l'Os maxillaire supérieur. *f.f.* Faces latérales de la Lame perpendiculaire. *g,g.* Fentes qu'on remarque sur les Gouttières olfactives. *h.* Cellules ethmoïdales, et portion des masses latérales qui s'articulent avec l'échancrure ethmoïdale du Frontal. *i,i.* Partie postérieure des masses latérales. *j.j.* Os planum. *k.* Apophyse crista-galli.

Fig. 4. Le même Os, vu par sa face postérieure.
     a. Apophyse crista-galli. *b,b.* Petits crochets de cette Apophyse. *c.* Lame

verticale. *d,d.* Gouttières placées entre cette Lame et les masses latérales.
e. Extrémité postérieure du Cornet moyen. *f.* Portions de Cellules ethmoïdales postérieures. *g.* Partie postérieure des masses latérales.
Fig. 5. Le même Os, vu par sa face latérale droite.
> *a.* Apophyse crista-galli. *b.* Crochets de la même Apophyse. *c.* Bord
postérieur de l'Os planum. *d.* Os planum. *e.* Son bord supérieur. *f.* Portion du méat supérieur des Fosses nasales. *g.* Extrémité postérieure du
Cornet moyen. *h.* Cornet moyen. *i.* Bord postérieur de la Lame verticale.
k. Son Bord inférieur. *j,l.* Lames et cellules ethmoïdales antérieures. *m.* In-
fundibulum.

PLANCHE XVII.

Ethmoïde et Frontal.

Fig. 1. Moitié droite du même Os fendu longitudinalement, vu de profil, du côté
de la Lame perpendiculaire qui lui est demeurée adhérente.
> *a.* Apophyse crista-galli. *b.* Petit crochet de la même Apophyse. *c.* Bord
antérieur de la Lame perpendiculaire. *d.* Lame perpendiculaire. *e.* Orifice
inférieur des Trous olfactifs qui avoisinent l'Apophyse crista-galli. *d'.* Fentes
et Gouttières pour le filet ethmoïdal du nerf nasal. *f.* Bord postérieur de la
Lame perpendiculaire. *h.* Partie postérieure de la masse latérale droite.
i. Cornet moyen. *j.* Portion du bord inférieur de la Lame qui s'articule avec
le Vomer. *g.* Portion du bord inférieur de la même Lame qui se joint
avec le Cartilage de la cloison.
Fig. 2. La moitié gauche du même Os, vu aussi de profil, du côté de sa face interne.
> *a.* Cellules ethmoïdales antérieures. *b.* Lame appartenant aux Cellules an-
térieures. *c.* Gouttière qui concourt à former le Trou orbitaire interne antérieur. *d.* Cellules ethmoïdales postérieures. *e.* Portion de Gouttière faisant partie du Trou orbitaire interne postérieur. *f.* Lames osseuses des
Cellules antérieures. *a'.* Moitié inférieure des Trous olfactifs. *g.* Cornet
moyen. *h.* Cornet supérieur. *i.* Méat supérieur et ouverture des Cellules
ethmoïdales postérieures. *j.* Extrémité postérieure du Cornet moyen.
Fig. 3. Le même Os, vu de profil par le côté droit; l'Os planum a été enlevé afin de
mettre à découvert les Cellules antérieures et postérieures de l'Os.
> *a.* Apophyse crista-galli. *b.* Ses petits crochets. *c.* Cellules ethmoïdales
antérieures. *d.* Lames appartenant aux Cellules antérieures. *e.* Cellules ethmoïdales postérieures. *f.* Extrémité antérieure du Cornet moyen. *g.* Cornet supérieur. *h.* Lames appartenant aux Cellules postérieures. *i.* Cloison
qui sépare les Cellules antérieures des postérieures.
Fig. 4. Os coronal d'adulte, vu par sa face postérieure ou cérébrale.
> *a,a.* Les Fosses coronales correspondant aux bosses du même nom. *b,b.*
Suture qui réunit les deux pièces dont se compose l'Os chez les jeunes sujets,
et portion des Gouttières qui logent la partie antérieure du Sinus longitudinal
supérieur. *c.* La Crête coronale. *d.* L'Épine nasale qui s'articule avec
les os propres du nez. *e.* Apophyse orbitaire interne, s'articulant avec
l'Apophyse montante des maxillaires supérieurs. *f,f.* Partie du bord supérieur ou convexe taillé en biseau aux dépens de la face interne. *g,g.* Autre
portion du même bord taillé en biseau aux dépens de la face externe; la
première de ces parties s'articule avec les Pariétaux, la seconde avec les grandes Ailes du Sphénoïde. *h,h.* Apophyses orbitaires externes, s'articulant avec
l'Os de la Pommette.
Fig. 5 Le même Os, vu de profil, côté droit.
> *a.* Suture coronale. *b.* Bosse coronale. *c.* Bosse nasale. *d.* Épine na-

sale. *c.* Angle supérieur. *f.f.* Origine de la ligne courbe temporale. *g.* Portion orbitaire de l'Os. *h.* Apophyse orbitaire externe. *i.* Bord supérieur de l'Os taillé en biseau.

Fig. 6. Le même, vu par la face inférieure ou orbito-ethmoïdale.

a,a. Arcades sourcilières. *b,b.* Bosses coronales. *c,c.* Suture coronale. *d,d.* Fossette qui loge la Glande lacrymale. *e,e.* Fossette interne donnant attache à la poulie ligamenteuse du Tendon du grand oblique de l'œil. *f.f.* Surface rugueuse qui s'articule avec la grande Aile du Sphénoïde. *g.g.* Trous orbitaires supérieurs. *h.* Echancrure nasale qui s'articule avec l'Os propre du nez. *i,i.* Ouverture des Sinus frontaux et partie des Cellules qui s'abouchent avec celles de l'Ethmoïde. *j,j.* Partie postérieure des bords latéraux de l'échancrure ethmoïdale. *k,k.* Bord inférieur de l'Os, interrompu au milieu par l'échancrure ethmoïdale. *m.* Échancrure ethmoïdale. *l,l.* Arcade orbitaire. *n,n.* Portion des Cellules creusées sur les bords de l'échancrure ethmoïdale et s'abouchant avec celles de l'Ethmoïde.

PLANCHE XVIII.

Le Frontal. — Sa Structure. — Son Développement.

Fig. 1. Le Coronal, vu par sa face antérieure ou épicranienne.

a,a. Bosses coronales. *b,b,b.* Suture coronale. Cette suture s'efface avec l'âge, et est remplacée par une ligne un peu saillante. *c,c.* Échancrure nasale. *d.* Épine nasale. *e,e.* Trous orbitaires supérieurs. Il n'existe souvent qu'une Échancrure convertie en Trou par un ligament. *f.f.* Arcade sourcilière. *g,g.* Apophyse orbitaire externe qui s'articule avec l'Os de la Pommette. *h,h.* Arcade orbitaire. *i,i.* Apophyse orbitaire interne qui s'articule avec l'Apophyse montante du maxillaire supérieur. *j,j.* Portion du Coronal qui fait partie de la voûte des Fosses orbitaires. *k.* Portion de l'Os qui fait partie de la Fosse temporale correspondante. *l.* Ligne courbe qui commence la ligne demi circulaire temporale. *m,m.* Bord supérieur.

Fig. 2. Le même, vu de face; la table antérieure de l'Os a été enlevée au-devant des Sinus frontaux, afin de les mettre à découvert et de faire voir leur cloison et leurs ouvertures inférieures.

a,a. Sinus frontaux; on voit en bas leur communication avec les Fosses nasales. *b,b.* Cloison qui sépare les Sinus. *c,c.* Échancrure nasale limitée latéralement par les Apophyses orbitaires internes.

Fig. 3. Face externe d'une portion de Pariétal de Fœtus dépouillée de son Péricrâne dans la partie *a* pour voir le nombre et la grandeur des conduits nutritifs de l'Os, et recouverte du Péricrâne dans la portion *b*, où l'on voit les aréoles que forment les vaisseaux de cette partie. Le tout grossi au microscope.

Fig. 4. Les deux pièces du Coronal d'un Fœtus à terme, vu de face.

a,a. Bosses coronales. *b.* Espace qui sépare les deux pièces. *c,c.* Apophyses orbitaires internes. *d,d.* Apophyses orbitaires externes.

Fig. 5. Pariétal d'un Fœtus à terme, vu par sa face externe; côté gauche.

a. Bosse pariétale. *b.* Angle antérieur et inférieur. *c.* Bord supérieur. *d.* Bord postérieur.

PLANCHE XIX.

Pariétal et Occipital.

Fig. 1. Le Pariétal du côté gauche, vu par sa face externe.

a. Bosse pariétale. *b.* Bord inférieur qui s'articule avec la portion écailleuse du Temporal. *c.* Bord antérieur qui s'articule avec les grandes Ailes du Sphénoïde. *d.* Bord postérieur qui s'articule avec l'Occipital. *e.* Bord supérieur qui s'articule avec celui du côté opposé. *f.* Angle supérieur et antérieur.

g. Angle supérieur et postérieur. *h.* Angle inférieur et antérieur. *i.* Angle inférieur et postérieur. *j.* Trou pariétal.

Fig. 2. Le même, vu par sa face interne.

a. Fosse pariétale. *b.* Sillon qui loge le Tronc de l'Artère méningée moyenne. *c,c,c.* Sillons secondaires qui logent des branches de la même Artère. *d.* Angle inférieur et antérieur. *e.* Bord inférieur. *f.* Trou pariétal secondaire. *g.* Angle antérieur et supérieur. *h.* Bords supérieurs. *i.* Angle inférieur et postérieur. *j.* Bord postérieur. *k.* Angle supérieur et postérieur. *l.* Trou pariétal principal.

Fig. 3. L'Occipital, vu par sa face postérieure.

a. Grand Trou occipital. *b.* Protubérance occipitale externe. *c c.* Condyles de l'Occipital; il s'articule avec la première vertèbre. *d.* Crête occipitale externe. *e,e.* Orifice interne du Trou condyloïdien antérieur. *f,f.* Ligne courbe supérieure. *h,h.* Ligne courbe inférieure. *i.* Apophyse basilaire. *j,j* Fosse, et au fond de celle-ci Trou condyloïdien antérieur. *k,k.* Apophyse jugulaire. *l,l.* Angles latéraux. *m.* Angle supérieur. *n,n.* Bords supérieurs. *o,p,o,p.* Bords inférieurs. *q,q.* Trou condyloïdien postérieur.

Fig. 4. Le même Os, vu par sa face antérieure.

a. Grand Trou occipital. *b.* Crête occipitale interne, faisant partie du Sinus longitudinal inférieur. *c.* Gouttière faisant suite à la Gouttière sagittale, et qui loge la fin du Sinus longitudinal supérieur. *d,d.* Gouttières latérales qui logent les sinus latéraux. *e.* Angle supérieur. *f,f.* Bords supérieurs. *g.* Continuation des Gouttières latérales. *h.* Partie postérieure des bords inférieurs. *i,i.* Angles latéraux. *j.* Face antérieure de l'Apophyse basilaire, ou Angle inférieur. *k,k.* Les Condyles. *l,l.* L'Orifice interne des Trous condyloïdiens antérieurs. *m,m.* Partie antérieure des bords inférieurs. *n,n,* Excavation qui fait partie de la Gouttière latérale et du Trou déchiré postérieur. *o,o.* Apophyse jugulaire *p,p* .Fosses occipitales inférieures correspondant au Cervelet. *q,q.* Fosses occipitales supérieures. *r.* Terminaison de la Gouttière qui loge le Sinus longitudinal supérieur. *s.* Point de réunion des Gouttières latérales et des Gouttières longitudinales supérieure et inférieure, appelé confluent des Sinus.

PLANCHE XX.

Occipital — Temporal.

Fig. 1. Le même Os, vu de profil; côté droit.

a. Apophyse basilaire. *b.* Bord droit de l'Apophyse basilaire. *c.* Condyle droit. *d.* Apophyse jugulaire. *e.* Surface interne faisant partie des Fosses occipitales inférieures. *f.* Bord inférieur. *g.* Orifice interne du Trou condyloïdien antérieur gauche. *h.* Protubérance occipitale externe. *i.* Angle supérieur. *j.* Angle latéral droit. *k.* Bord supérieur du même côté.

Fig. 2. Occipital d'un Fœtus à terme, vu par sa face postérieure.

a,a. Bosses occipitales supérieures. *b.* Fente qui sépare les deux pièces supérieures de l'Os. *c.* Protubérance externe. *d,d.* Bords supérieurs. *e,e.* Angles latéraux. *f,f.* Bosses occipitales inférieures. *g.* Grand Trou occipital. *k.* Angle supérieur. *i.* Angle inférieur ou Apophyse basilaire. *j j.* Condyles. *h,h.* Bords inférieurs.

Fig. 3. Le Temporal du côté gauche, vu par sa face externe.

A. Portion écailleuse. *B.* Portion mastoïdienne. *C.* Portion pierreuse.

a. Le bord supérieur de l'Os. *b.* Apophyse zygomatique. *c.* Sommet de cette Apophyse taillée en biseau aux dépens de sa face externe et de son bord inférieur. *d.* Base de la même Apophyse divisant en deux racines. *e.* Division postérieure de la racine horizontale. *f.* Angle rentrant, situé entre les portions mastoïdienne et écailleuse de l'Os. *g.* Bord inférieur. *h.* Racine horizontale ou longitudinale de l'Apophyse zygomatique. *i.* Division inférieure de cette racine. *j.* Pourtour du Conduit auditif. *k.* Entrée du Conduit auditif externe. *l.* Bord postérieur du Rocher. *m.* Sommet du Rocher. *n.* Angle rentrant, formé par le Rocher et la portion écailleuse. *o.* La moitié antérieure de la cavité glénoïde qui reçoit le Condyle de l'Os maxillaire inférieur. *p.* Portion écailleuse faisant partie de la Fosse zygomatique. *q.* Apophyse styloïde.

PLANCHE XXI.

Occipital. — Temporal. — Os Wormiens.

Fig. 1. L'Occipital, vu par sa face inférieure.

a. Grand Trou occipital. *b.* Angle supérieur, vu par sa face interne. *c.* Angle inférieur, ou Apophyse basilaire. *d.* Surface basilaire. *e,e.* Angles latéraux. *f,f.* Ligne courbe supérieure. *g.* Crête occipitale externe. *h,h.* Les Condyles. *i,i.* Les Fosses et les Trous condyloïdiens antérieurs. *j,j.* Les Apophyses jugulaires. *k,k.* Échancrure du bord inférieur qui concourt à la formation du Trou déchiré postérieur. *l,l.* Portion postérieure des bords inférieurs.

Fig. 2. Le Temporal du côté gauche, vu par sa face interne.

A. Portion écailleuse. *B.* Portion mastoïdienne. *C.* Portion pierreuse.

a,a,a. Bord supérieur taillé en biseau. *b.* Portion excavée qui correspond à la Fosse temporale interne. *c.* Extrémité antérieure de l'Apophyse zygomatique. *d.* Portion de la Gouttière latérale. *e,e.* Surface de la portion mastoïdienne qui concourt à la formation des Fosses occipitales inférieures. *f.* Bord qui s'articule avec l'Occipital. *g.* Apophyse styloïde. *h.* Bord supérieur du Rocher avec le Sillon dont il est creusé. *i.* Sommet du Rocher, et Orifice interne du Canal carotidien. *j.* Conduit auditif interne. *k.* Orifice de l'Aqueduc du vestibule. *l.* Partie du bord supérieur qui s'articule avec le Sphénoïde. *m.* Une impression digitale de la face interne. *n.* Face antérieure du Rocher. *o,o.* Sa face postérieure. *p.* Sillon qui loge une branche de l'Artère méningée moyenne. *q.* Angle rentrant, formé par les portions écailleuse et pierreuse. *r.* Autre angle rentrant, formé par la jonction de la portion mastoïdienne et de la portion écailleuse.

Fig. 3. Temporal gauche d'un Fœtus à terme, vu par sa face externe.

a. Portion écailleuse. *b.* Portion mastoïdienne. *c.* Rocher. *d.* Apophyse zygomatique. *e,e.* Bord supérieur. *f.* Bord inférieur de la Région mastoïdienne. *g.* Trou stylo-mastoïdien. *h.* Cercle osseux qui remplace le Conduit auditif externe. *i.* Division de la racine supérieure de l'Apophyse zygomatique.

Fig. 4. Un Os Wormien, développé à l'angle supérieur de l'Occipital chez un adulte, vu par sa face postérieure ou externe.

PLANCHE XXII.

Temporal. — Sa Structure. — Son Développement. — Os Wormiens.

Fig. 1. Le Temporal, vu par sa face inférieure.

a. Apophyse zygomatique. *b.* Sommet de cette Apophyse. *c.* Sa Base. *d.* Sa Racine transverse. *e.* Partie antérieure de la Cavité glénoïde. *f.* Racine longitudinale de l'Apophyse zygomatique. *g.* Partie postérieure de la Cavité glénoïde. *h.* Sommet de l'Apophyse mastoïde. *i.* Bord supérieur de la portion écailleuse. *j.* Orifice externe du Canal carotidien. *k.* Scissure de Glaser. *l.* Crête qui entoure la base de l'Apophyse styloïde. *m.* Cavité qui reçoit cette même Apophyse avant son entière ossification. *n.* Trou stylo-mastoïdien. *o.* Fosse jugulaire. *p.* Facette triangulaire s'articulant avec l'Apophyse jugulaire de l'Occipital. *q.* Face inférieure du Rocher. *r.* Orifice interne du Canal carotidien. *s.* Sommet du Rocher. *t.* Rainure digastrique. *u.* Trou mastoïdien. *v.* Bord inférieur de la région mastoïdienne. *x.* Portion de la Gouttière latérale.

Fig. 2. Temporal gauche d'un Fœtus de cinquante jours.
    a. Portion écailleuse rayonnée à sa circonférence. *b,b.* Tissu spongieux. *c.* Membrane du Tympan. *d,d.* Cercle osseux qui entoure le Conduit auditif externe. *e.* Cavité glénoïde.

Fig. 3. Rocher d'un Embryon de deux mois et demi à trois mois.
    a. Le Sommet du Rocher, et Canal carotidien. *b.* Substance diploïque.

Fig. 4. Le même, vu par sa face postérieure.

Fig. 5. Fond du Conduit auditif interne où se voient les petites ouvertures qui donnent passage au Nerf acoustique, séparées de l'orifice interne de l'Aqueduc de Fallope, qui reçoit le Nerf facial.

Fig. 6. L'Ethmoïde d'un Fœtus à terme, vu par sa face antérieure.
    aa. Masses latérales. *b.* Lame criblée.

Fig. 7. Os Wormien, vu par sa face interne.

Fig. 8. Un autre Os de même genre, vu par sa face externe.

PLANCHE XXIII.

Faces supérieure et latérale du Crâne, vues par dehors.

Fig. 1. Crâne d'adulte, vu par sa face supérieure.
    a,a. Bosses pariétales. *b,b.* Les Pariétaux. *c.* L'Angle supérieur de l'Occipital. *d,d.* Suture coronale, formée par la réunion du Frontal avec les Pariétaux. *e,e.* Les Trous pariétaux. *f,f.* Les Bosses coronales. *g,g.* Suture lambdoïde, résultant de l'union des Pariétaux avec les bords supérieurs de l'Occipital. *h,h.* Suture sagittale, unissant les deux Pariétaux par leur bord supérieur.

Fig. 2. Le même, isolé des os de la Face, et vu de profil.
    a. Bosse coronale. *b.* Bosse pariétale. *c.* Portion écailleuse du Temporal. *d.* Grande aile du Sphénoïde. *e.* Bosse nasale. *f.* Partie supérieure du Crâne. *g.* Angle supérieur de l'Occipital. *h'.* Apophyse mastoïde. *h.* Apophyse zygomatique. *i.* Racine postérieure ou longitudinale de cette Apophyse. *j.* Suture qui unit le Temporal au Pariétal du même côté. *k,k.* Os Wormiens. *l,l.* Suture lambdoïde qui unit l'Occipital avec les Pariétaux. *m.* Suture qui unit la portion mastoïdienne avec la partie postérieure des bords inférieurs de l'Occipital. *n.* Portion mastoïdienne du Temporal. *o.* Apophyse orbitaire externe, et commencement de la Ligne demi-circulaire du Temporal. *p.* Lame perpendiculaire de l'Ethmoïde. *q,q.* Apophyses ptérygoïdes. *r.* Suture qui unit une partie du bord supérieur de la région écailleuse du Temporal aux grandes Ailes du Sphénoïde. *s,s.* Suture coronale unissant les Pariétaux au bord supérieur du Frontal. *t.* Suture résultant de l'articulation des grandes Ailes du Sphénoïde avec le Coronal. *u.* Autre Suture unissant les mêmes Ailes à l'Angle inférieur et antérieur des Pariétaux. *v.* Trou pariétal.

PLANCHE XXIV.

Face inférieure du Crâne, vue par dehors.

Fig. 1. Le Crâne, vu par sa Face inférieure ou sa base.
    a. Bosse nasale. *b.* Echancrure nasale. *c,c.* Bord de cette Echancrure qui s'articule avec les Os propres du Nez et l'Apophyse montante du Maxillaire

supérieur. *d.* Lame perpendiculaire de l'Ethmoïde. *e,e.* Les Cornets inférieurs de l'Ethmoïde. *f,f.* Partie antérieure de la Lame perpendiculaire de l'Ethmoïde, articulée avec l'Épine nasale. *g,g.* Cellules ethmoïdales antérieures. *h,h.* Cellules postérieures. *i,i.* Profondes Gouttières qui séparent les Masses latérales de la Lame perpendiculaire. *j.* Crête moyenne de la Face antérieure du Sphénoïde jointe à la partie postérieure de la Lame perpendiculaire de l'Ethmoïde. *k.* Crête moyenne de la Face inférieure du Sphénoïde. *l.* Face postérieure du Sphénoïde. *l'* Cornet sphénoïdal, et, de chaque côté, l'ouverture des Sinus du même nom. *l".* Trou maxillaire supérieur. *m.* Orifice antérieur du Trou vidien. *m'* Surface basilaire de l'Occipital. *n.* Base des Apophyses d'Ingrassia.

A,A. Voûtes orbitaires. *p,p.* Trous orbitaires supérieurs. *q,q.* Arcades sourcilières. *r,r.* Apophyses orbitaires externes. *s,s.* Partie du bord externe de la voûte de l'Orbite qui s'articule avec l'Os de la Pommette et le Maxillaire supérieur. *t.* Crête qui sépare les Fosses temporale et zygomatique. *u.* Base de l'Apophyse zygomatique. *v,v.* Trou sphéno-épineux. *x.* Rainure digastrique *z,z.* Cavité glénoïde, et Scissure glénoïdale. *y.* Apophyse mastoïde. *3.* Apophyse vaginale et Cavité qui reçoit l'Apophyse styloïde. *4.* Trou stylo-mastoïdien. *5.* Orifice inférieur du Canal carotidien. *6.* Portion de la Face inférieure du Rocher, où s'attache le Muscle péri-staphylin externe. *7.* Trou condyloïdien antérieur. *8.* Trou déchiré postérieur, divisé en deux parties par une languette osseuse. *9.* Apophyse jugulaire de l'Occipital. *10.* V. 5. *11.* Fosse condyloïdienne antérieure. *12.* Suture qui unit l'Occipital à la région mastoïdienne du Temporal. *13.* Région mastoïdienne, *14.* Trou mastoïdien creusé sur l'Occipital. Cette variété anatomique n'est pas très rare. *15.* Conduit auditif externe. *16.* Scissure de Glaser. *17.* Portion du Coronal qui s'articule avec la grande Aile du Sphénoïde. *18.* Apophyse orbitaire externe. *19.* Grande Aile du Sphénoïde. *n'* Grand Trou occipital. *o',o'* Les Condyles. *p',q'* Crête occipitale externe. *r'* Protubérance externe. *t,* Ligne courbe inférieure. *s'.* Trou condyloïdien postérieur. *u'.* V. 14. *v'.* Partie postérieure de la Rainure digastrique.

PLANCHE XXV.

Intérieur du Crâne.

Fig. 1. Voûte du Crâne, séparée de la base par une coupe horizontale. *a.* Partie antérieure de la Gouttière longitudinale. *b,b.* Fosses coronales. *c,c.* Suture qui unit le Coronal aux Pariétaux. *d,d.* Sillons qui logent les rameaux de la branche antérieure de l'Artère méningée moyenne. *j,j.* Sillons qui logent les rameaux postérieurs de la même Artère. *e,e,e.* Suture sagittale et partie moyenne de la Gouttière longitudinale, *f,f.* Fosses pariétales. *g,g.* Suture lambdoïde. *h.* Extrémité postérieure de la Gouttière longitudinale. *i.* Protubérance interne de l'Occipital. *k,k.* Les Trous pariétaux. *l.* Partie moyenne du Frontal.

Fig. 2. Face interne de la base du même Crâne. *a.* Partie moyenne du Frontal, plus épaisse au niveau de la Crête. *b.* Crête coronale. *c,c.* Bosses qui correspondent aux Voûtes orbitaires. *d.* Apophyse crista-galli. *e,e.* Trous qui traversent la Lame criblée. *e',e'.* Fentes qui traversent cette même Lame. *g,g,g.* Suture qui unit le Coronal au corps et aux petites Ailes du Sphénoïde. *h.* Légère saillie séparant deux enfoncements qui logent les nerfs olfactifs. *i,i.* Les Trous optiques réunis par une Gouttière transversale. *j,j.* Apophyse clinoïde postérieure, *k.* La Fosse pituitaire, ou Selle turcique. *l.* Gouttière qui concourt à former le Sinus caverneux. *m.* Lame quadrilatère de la Face supérieure du Sphénoïde. *n.* Gouttière basilaire contin-

la Lame précédente. *o.* Suture qui unit ces deux dernières parties. *p.* Suture qui unit les grandes Ailes du Sphénoïde au Temporal. *q.* Le Trou maxillaire supérieur. *r,r.* Le Trou maxillaire inférieur, ou Trou ovale. *s,s.* Les Apophyses clinoïdes antérieures. *u.* Le Trou déchiré antérieur, offrant l'orifice supérieur du Canal carotidien. *v,v.* Le Trou déchiré postérieur. *x,x.* L'orifice interne du Trou condyloïdien antérieur, et au-devant la terminaison de la Gouttière latérale. *y.* Grand Trou occipital. *z.* Partie moyenne de l'Occipital, plus épaisse au niveau de la protubérance. 1. L'Hiatus de Fallope et la Gouttière qui le précède. 2. Portion moyenne de la Gouttière latérale creusée sur le Temporal ; au milieu, l'orifice interne du Trou mastoïdien. 3,3. Portion de Gouttière latérale creusée sur l'Occipital. 4. Protubérance interne; confluent des Sinus. 5. Gouttière longitudinale inférieure. 6. Partie interne de la Suture qui unit le bord antérieur de l'Occipital à la portion mastoïdienne du Temporal. 7. Conduit auditif interne. 8,8. Suture qui unit le Temporal au Pariétal. 9,9. Épaisseur des Pariétaux.

PLANCHE XXVI.

Os maxillaire supérieur.

Fig. 1. Os maxillaire supérieur gauche, vu par sa face externe.
a. Sommet de l'Apophyse montante. *b.* Bord antérieur de cette Apophyse. *c.* La Lèvre interne de son bord postérieur qui s'articule avec l'Os unguis. *d.* Lèvre externe de ce même bord, se continuant avec le pourtour de l'Orbite. *e.* Face orbitaire. *f.* Gouttière qui commence le Canal sous-orbitaire. *g.* Portion moyenne du bord interne de la face orbitaire qui se joint à l'Ethmoïde. *h.* Portion antérieure du même bord qui s'articule avec l'Os unguis. *i.* Partie postérieure de la face orbitaire qui s'articule avec l'Os du Palais. *j.* Apophyse malaire qui s'articule avec l'Os de la Pommette. *k.* Fosse canine et Trou sous-orbitaire. *l.* Bord mousse qui descend de l'Apophyse malaire au bord alvéolaire. *m.* Épine nasale. *n.* Bord faisant partie de l'ouverture antérieure des Fosses nasales. *o.* Bord inférieur ou alvéolaire. *p.* Fosse incisive.
Fig. 2. Le même Os, vu par sa face interne.
a. Sommet de l'Apophyse montante. *b.* Son bord antérieur. *c.* Lèvre externe de son bord postérieur. *d.* Lèvre interne du même bord. *e.* Excavation faisant partie du Méat moyen des Fosses nasales. *f.* Crête transversale qui s'articule avec le Cornet inférieur. *g.* Excavation faisant partie du Méat inférieur. *h.* Orifice du Sinus maxillaire. *i.* Bord interne de la face orbitaire. *j.* Excavation qui reçoit une partie de la tubérosité de l'Os palatin. *k.* Surface qui s'articule avec la portion verticale de ce dernier Os. *l.* Autre surface qui s'articule avec l'Os du Palais. *m.* Tubérosité maxillaire. *n.* Bord alvéolaire. *o.* Épine nasale. *p.* Apophyse palatine. *q.* Voûte palatine.
Fig. 3. Le même Os, vu par sa face inférieure.
a. Apophyse montante vue en raccourci. *b.* Portion du Trou palatin antérieur. *c.* Bord interne de l'Apophyse palatine. *d.* Bord postérieur. *e.* Partie de la face interne de l'Os qui s'articule avec l'Os palatin. *r,f.* Bord alvéolaire. *h.* Orifice extérieur du Canal sous-orbitaire. *i.* Partie postérieure du bord interne de la surface orbitaire. *g.* Apophyse malaire. *j.* Alvéole de l'Incisive moyenne. *k.* Alvéole de l'Incisive latérale. *l.* Alvéole de la Canine. *m,n.* Alvéoles des deux petites Molaires. *o,p,q.* Alvéoles multiloculaires des trois grosses Molaires.
Fig. 4. Le même Os sur lequel on a découvert le Sinus maxillaire, le canal sous-orbitaire et les Alvéoles.
a. Sommet de l'Apophyse montante. *b,c.* Bord antérieur de cette Apo-

3

physe. *c*. Lèvre interne de son bord postérieur. *d*. Lèvre externe du même bord. *g*. Échancrure nasale. *f*. Canal sous-orbitaire, avec la Gouttière qui le précède. *h*. Entrée du Sinus maxillaire. *i*. Partie externe de ce Sinus, correspondant à l'éminence malaire. *j*. Partie du bord antérieur de l'Os, qui s'articule avec son semblable. *l*. Épine nasale. *k,k,k,k*, etc. Alvéoles dont on a enlevé la paroi externe.

Fig. 5. Os maxillaire du côté gauche d'un Fœtus à terme, vu par sa Face externe.

PLANCHE XXVII.

Os maxillaire supérieur. — Structure. — Cornet inférieur. — Os du Nez.

Fig. 1. Os maxillaire supérieur gauche, vu par sa Face supérieure.
1. Sommet de l'Apophyse montante. 2. Partie de la Face interne de l'Os qui se joint avec la portion verticale de l'Os du Palais. 3. Face orbitaire constituant une grande partie du plancher de l'Orbite. 4. Face supérieure de l'Apophyse palatine. 5. Apophyse malaire. 6. Point où correspond le Canal sous-orbitaire. 7. Surface rugueuse qui s'articule avec l'Os de la Pommette. 8. Bord antérieur de l'Apophyse montante. 9. Les deux Lèvres de son bord postérieur. 10. Gouttière qui précède le Canal sous-orbitaire.

Fig. 2. Os maxillaire supérieur d'une Femme de quatre-vingt-dix ans, vu par sa Face inférieure, afin de mettre en évidence la disposition du bord inférieur dont les Alvéoles sont entièrement effacées.
1. Épine nasale. 2. Apophyse montante. 3. Trou sous-orbitaire 4. Apophyse malaire. 5. Tubérosité malaire. 6. Bord postérieur de l'Apophyse palatine. 7. Bord alvéolaire.

Fig. 3. Moitié de la Mâchoire supérieure d'un jeune homme, sur laquelle on a ouvert toutes les Alvéoles par leur partie antérieure, afin de voir les racines des Dents en place, et l'entrée des Nerfs et des Vaisseaux dentaires antérieurs et postérieurs dans chaque Racine.
a. Section de l'Os. *b*. Tubérosité malaire. *c*. Sinus maxillaire. *d*. Fosse canine. *f.f.f*. Entrée des Nerfs et des Vaisseaux dans chaque Racine.

Fig. 4. Os maxillaire d'un Fœtus très bien injecté, sur lequel on a ouvert deux Alvéoles pour mettre à découvert deux germes de Dents enveloppées dans leur Membrane, laquelle est aussi parfaitement injectée.
a. Tronc de deux Vaisseaux dentaires postérieurs et supérieurs. *b,b*. Partie antérieure de l'Os. *c,c*. Deux germes de Dents enveloppés dans leur Membrane.

Fig. 5. Os propre du Nez du côté gauche, vu par sa Face externe.
a. Bord supérieur. *b*. Bord inférieur. *c*. Face externe. *d,e*. Bord postérieur. *f*. Bord antérieur. *g*. Trou qui traverse l'épaisseur de l'Os et qui loge un filet de Nerf.

Fig. 6. Le Cornet inférieur du côté droit, vu par sa Face externe.
a. Languette osseuse qui naît du bord supérieur et s'articule avec l'Os unguis. *b*. Portion du bord supérieur qui se joint à l'Os maxillaire. *c*. Lame osseuse qui descend de ce bord et s'articule avec la portion du Sinus maxillaire. *d*. Partie postérieure du même bord qui s'articule avec l'Os palatin. *e*. Trou qu'on rencontre quelquefois sur le Cornet inférieur. *f*. Extrémité postérieure. *g*. Extrémité antérieure.

Fig. 7. Le même Os, vu par sa Face interne.
a. Lame verticale du bord supérieur qui s'articule avec l'Os unguis. *b*. Bord inférieur. *d*. Extrémité postérieure. *c*. Extrémité antérieure. *c*. Partie du bord supérieur qui s'articule avec l'Os du Palais.

Fig. 8. Le même Os, vu par son extrémité antérieure.

Fig. 9. Portion de la Mâchoire supérieure qui représente les quatre Dents incisives unies entre elles par les Gencives recouvertes encore de l'Épithelium, le tout vu et grossi au microscope. On voit sur la membrane gencivale une multitude de Papilles composées de Vaisseaux. Au-dessous des Dents on voit une autre portion de Gencive encore plus fortement grossie par le microscope ; les Papilles sont très prononcées.

PLANCHE XXVIII.

Os malaire. — Os lacrymal. — Os du Nez. — Os palatin et Vomer.

Fig. 1. L'Os de la Pommette du côté gauche, vu par sa Face externe.
a. Trou malaire. *b.* Bord supérieur et antérieur. *c.* Bord supérieur et postérieur. *d.* Bord postérieur et inférieur. *e.* Bord antérieur et inférieur. *f.* Angle supérieur qui s'articule avec l'Apophyse orbitaire externe du Coronal. *g.* Angle antérieur qui s'articule avec l'Os maxillaire. *h.* Angle postérieur qui s'articule avec l'Apophyse zygomatique du Temporal. *i.* Angle inférieur. *j.* Partie du bord antérieur et inférieur qui s'articule avec l'Os maxillaire.

Fig. 2. Le même Os, vu par sa Face interne.
a. Portion libre de la Face interne. *b.* Surface orbitaire. *c.* Trou malaire. *d.* Bord antérieur et supérieur. *e.* Bord postérieur et supérieur. *f.* Bord antérieur et inférieur. *g.* Bord postérieur et inférieur. *h.* Angle supérieur. *i.* Angle postérieur. *j.* Angle antérieur. *k.* Angle inférieur.

Fig. 3. Le même Os, vu par sa Face supérieure.
a. Face orbitaire et Trou malaire. *b.* Bord supérieur et antérieur. *c.* Portion du bord interne de la Face orbitaire qui s'articule avec l'Os maxillaire. *d.* Partie de ce même bord qui s'unit au Sphénoïde. *f.* Petite partie libre, qui concourt à former la Fente sphéno-maxillaire. *e.* Angle supérieur. *g.* Angle antérieur.

Fig. 4. Os propre du Nez, vu par sa Face interne.
a. Extrémité supérieure. *b.* Partie de la Face interne qui s'articule avec la cloison des Fosses nasales. *e.* Bord antérieur. *d.* Bord postérieur. *c.* Orifice interne du Trou qui traverse l'Os, et petite Gouttière qui le continue. *f.* Bord inférieur.

Fig. 5. L'Os unguis du côté gauche, vu par sa Face externe.
a. Partie libre Gouttière lacrymale. *b.* Gouttière lacrymale. *c.* Extrémité antérieure de la Languette qui circonscrit l'origine du Canal nasal. *d.* Angle postérieur et inférieur. *e.* Bord supérieur. *f.* Bord postérieur. *g.* Bord antérieur. *h.* Bord inférieur.

Fig. 6. Le même Os, vu par sa Face interne.
a. Bord supérieur. *b.* Bord antérieur. *c.* Bord postérieur. *d.* Bord inférieur. *e.* Commencement du Canal nasal. *f.* Face interne.

Fig. 7. L'Os de la Pommette d'un Fœtus à terme, vu par sa Face externe.
a. Angle supérieur. *b.* Angle antérieur. *c.* Angle postérieur. *d.* Angle inférieur.

Fig. 8. L'Os palatin du côté droit, vu par sa Face interne et nasale.
a. Partie supérieure de l'Apophyse orbitaire. *d.* Facette interne de la même Apophyse qui se joint à l'Ethmoïde. *c.* Portion de Cellule que présente la Facette postérieure de la même Apophyse et qui s'articule avec le Sphénoïde. *b.* Apophyse sphénoïdale. *e.* Col de l'Apophyse orbitaire. *g.* Crête transversale qui s'articule avec le Cornet inférieur. *h.* Excavation qui fait partie du Méat moyen. *i.* Autre excavation, qui fait partie du Méat inférieur. *j.* Bord de la Tubérosité palatine qui s'articule avec l'Aile interne de l'Apophyse ptérygoïde. *k.* Autre bord qui s'articule avec l'Aile externe de la même Apophyse. *l.* Tubérosité palatine. *m.* Bord interne de la portion horizontale de l'Os. *n.* Bord antérieur de la portion verticale.

Fig. 9. Le même Os, vu par sa Face externe.

a. Apophyse orbitaire. *b.* Apophyse sphénoïdale. *c.* Partie lisse de la Face externe de la portion verticale. Bord antérieur et Languette osseuse qu'il présente. *d.* Tubérosité palatine *e.* Bord postérieur qui se joint à l'Aile interne de l'Apophyse ptérygoïde. *f,r.* Bord antérieur de la portion verticale. *h.* Union de la portion verticale et de la portion horizontale. *i.* Face supérieure de l'apophyse orbitaire. *j.* Échancrure qui concourt à former le Trou sphéno - palatin. *k.* Facette externe de l'apophyse sphénoïdale. *l.* Facette antérieure de l'apophyse orbitaire. *m.* Partie rugueuse de la face externe de la portion verticale. *n,p.* Gouttière qui concourt à la formation du canal palatin postérieur *o.* Facette externe de l'apophyse pyramidale. *q.* Facette supérieure de l'apophyse sphénoïdale.

Fig. 10. Le Vomer d'un adulte, vu par sa Face gauche.

a. Gouttière du bord supérieur. *b,b.* Ailerons qui la circonscrivent. *c.* Bord supérieur. *e,h.* Bord antérieur. *f.* Bord inférieur. *g.* Bord postérieur. *i.* Extrémité antérieure.

Fig. 11. Le même, vu par ses bords supérieur et antérieur.

a. Gouttière du bord supérieur. *b,b.* Ses Ailerons. *c.* Bord supérieur. *d,d.* Gouttière du bord antérieur. *e.* Extrémité antérieure de l'Os.

Fig. 12. Le Vomer d'un Fœtus à terme.

a. Bord inférieur. *b.* Bord supérieur. *c.* Bord antérieur. *d.* Bord postérieur.

Fig. 13. Le Cornet inférieur d'un Fœtus à terme.

a. Extrémité postérieure. *b.* Extrémité antérieure.

PLANCHE XXIX.

Os Palatin et Maxillaire inférieur.

Fig. 1. Le Palatin du côté droit, vu par son bord postérieur.

a. Facette supérieure de l'Apophyse orbitaire. *b.* Apophyse sphénoïdale. *c.* Facette postérieure de l'Apophyse orbitaire qui s'abouche avec le Sinus sphénoïdal. *e.* Angle qui sépare les Facettes supérieure et postérieure de l'Apophyse orbitaire. *d.* Facette externe de la même Apophyse, faisant partie de la Fosse zygomatique. *f.* Facette supérieure de l'Apophyse sphénoïdale s'articulant avec l'Os sphénoïde. *g.* Facette antérieure de l'Apophyse orbitaire. *h.* Trou qui double le Trou sphéno-palatin; son existence n'est pas constante. *i.* Facette externe de l'Apophyse sphénoïdale. *j.* Trou qui communique avec le Canal palatin postérieur. *k.* Bord postérieur de l'Apophyse orbitaire qui s'articule avec le côté interne de l'Apophyse ptérygoïde. *l.* Face interne de la portion verticale. *m.* Face supérieure de la portion horizontale. *n.* Bord interne de la même portion. *o.* Sa face inférieure. *p.* Enfoncement interne de l'Apophyse pyramidale qui s'articule avec l'Apophyse ptérygoïde. *q.* Enfoncement moyen qui fait partie de la Fosse ptérygoïdienne. *r.* Enfoncement latéral externe qui s'articule aussi avec l'Apophyse ptérygoïde. *s,t.* Bord postérieur de la portion verticale qui s'articule avec cette même Apophyse.

Fig. 2. Le même Os, vu par son côté antérieur.

a. Facette supérieure de l'Apophyse orbitaire qui fait partie du plancher de l'Orbite. *b.* Apophyse sphénoïdale. *c.* Échancrure qui concourt à former le Trou sphéno-palatin. *d,e.* Facette postérieure de l'Apophyse orbitaire avec les portions de Cellules qu'elle présente. *f.* Facette antérieure de la même Apophyse s'articulant avec l'Os maxillaire. *g.* Bord antérieur de la Lame qui bouche une partie de l'ouverture du Sinus maxillaire. *h.* Facette externe de l'Apophyse pyramidale ou ptérygoïdienne. *i.* Face supérieure de la portion horizontale. *j*. Bord interne de la même portion. *k*. Son bord antérieur.

Fig. 3. Le même Os , vu par ses Faces interne et supérieure.

    a. Sommet de l'Apophyse sphénoïdale. *b*. Sa Face supérieure. *c*. Cellules dont est creusée l'Apophyse orbitaire. *d*. Facette supérieure de la même Apophyse. *e*. Languette osseuse qui convertit quelquefois en Trou l'échancrure sphénoïdale. *f*. Crête de la Face interne de la portion verticale sur laquelle appuie le Cornet inférieur. *g*. Petit Trou palatin. *h*. Face supérieure de la portion horizontale. *i*. Son bord interne. *j*. Son bord postérieur. *k,l*. Lame osseuse qui s'articule avec la circonférence du Sinus maxillaire. *m*. Facette antérieure de l'Apophyse orbitaire.

Fig. 4. Le même Os , vu par son côté inférieur.

    a. Portion de l'Épine nasale postérieure. *b*. Apophyse orbitaire. *c*. Tubérosité palatine. *d*. Apophyse sphénoïdale. *e*. Bord interne de la portion horizontale. *f,h*. Face inférieure de la même portion. *g*. Son bord antérieur. *i*. L'un des conduits palatins accessoires. *j*. Bord postérieur de la portion horizontale.

Fig. 5. Le même Os appartenant à un Fœtus à terme, vu par sa Face interne.

    a. Apophyse sphénoïdale. *b*. Tubérosité palatine. *c*. Apophyse orbitaire. *d*. Bord antérieur de la portion verticale. *e*. Bord interne de la portion horizontale. *f*. Fente qui concourt à former le Trou sphéno-palatin.

Fig. 6. L'Os maxillaire inférieur d'un homme de trente ans, vu par sa partie supérieure, afin de montrer la forme du bord alvéolaire.

    a,a. Angles inférieurs de l'éminence du menton, commencement de la Ligne oblique externe. *b*. Apophyse du Menton. *c*. Symphyse du Menton. *d*. Apophyse géni. *e,e,e,e*, etc. Alvéoles des Dents. *f,f*. Ligne oblique externe. *g,g*. Angle de la Mâchoire. *h,h*. Trou mentonnier. *i,i*. Bord mousse qui descend de l'Apophyse coronoïde. *j,j*. Apophyse coronoïde vue en raccourci. *k,k*. Col des Condyles. *l,l*. Condyles. *m,m*. Épine placée au côté interne de l'origine du Canal dentaire inférieur.

Fig. 7. Le même Os , vu par sa Face interne.

    A,A. Corps de l'Os. *B,B*. Les Branches. *C,C*. Condyles. *D,D*. Col des Condyles. *E,E*. Apophyses coronoïdes. 1,1. Orifice supérieur du Canal dentaire inférieur. 2,2. Épine qui est placée au côté interne et postérieur de cet orifice. 3,3. Bord postérieur ou Parotidien. 4,4. Angles de la Mâchoire. 5. Partie interne de la Symphyse du Menton. 6,6. Fossettes qui donnent attache au Muscle digastrique. 7,7. Tubercules de l'Apophyse géni.

PLANCHE XXX.

Os maxillaire inférieur. — Structure. — Développement.

Fig. 1. L'Os maxillaire inférieur, vu de profil par le côté droit.

    A. Corps de l'Os. *B*. Branche droite. *C*. Condyles. *E*. Col du Condyle. *F*. Échancrure sigmoïde. *D,D*. Apophyse coronoïde. *H*. Apophyse du Menton. *a*. Trou mentonnier. *b,b,b,b*. Cavités alvéolaires. *c,d*. Bord inférieur du corps de l'Os. *e*. Bord postérieur de la branche. *f*. Son Bord antérieur. *g*. Terminaison de la ligne oblique externe. *i*. Origine de cette même ligne. *j*. Angle de la Mâchoire.

Fig. 2. Le même , vu antérieurement par sa Face externe.

    A,A. Corps de l'Os et Ligue oblique externe. *B,B*. Ses Branches. *C,C*. Les Condyles. *D,D*. Les Apophyses coronoïdes. *E,E*. Les Échancrures sigmoïdes. *a,a*. Trou mentonnier. *b*. Apophyse du Menton. *c,c*. Bord inférieur. *d*. Les Angles. *e,e,e*. Bord alvéolaire.

Fig. 3. La moitié droite du même Os, vu par sa Face externe. On a enlevé une partie de la Lame compacte, pour mettre les Alvéoles et le Canal dentaire à découvert. 1,1,1,1,1. Cavités alvéolaires. 2. Apophyse coronoïde. 3. Condyle. 4. Le Col du Condyle. 5. Face externe de la Branche. 6. L'Angle de l'Os. 7. Bord postérieur de la Branche. 8,10,10. Coupe de la Table compacte de l'Os. 9,9. Canal dentaire inférieur. 12,12. Conduits qui partent de la partie supérieure et de l'extrémité du Canal, et vont se rendre à travers le Tissu celluleux ; les derniers, aux Alvéoles des Dents incisives et canines, et les supérieurs aux Alvéoles placées au-dessus d'eux. 11. Eminence mentonnière.

Fig. 4. L'Os maxillaire inférieur d'un Fœtus à terme.

> *a.* Le Condyle. *b.* Apophyse coronoïde. *c.* Échancrure sigmoïde. *d.* Angle de l'Os. *e.* Le Bord alvéolaire. *f.* Le Bord inférieur.

Fig. 5. La moitié gauche du Maxillaire inférieur scié au niveau de la Symphyse, vue du côté interne.

> *a,a,b,b,b.* Alvéoles. *c.* Tissu spongieux du corps de l'Os au niveau de la Symphyse. *d,e.* Bord inférieur. *f.* Angle de la Mâchoire *g.* Surface rugueuse qui donne attache au muscle ptérygoïdien interne. *h.* Gouttière qui loge un Nerf et une Artère. *i.* Orifice supérieur du canal dentaire inférieur. *j.* Bord postérieur de la Branche. *k.* Le Condyle. *l.* Col du Condyle. *m.* Apophyse coronoïde. *n* Surface rugueuse de l'Apophyse coronoïde qui donne attache au Muscle temporal. *o* Échancrure sigmoïde. *p.* Réunion de la branche et du corps de l'Os.

PLANCHE XXXI.

Os maxillaires supérieur et inférieur. — Leur Structure. — Odontophye.

Fig. 1. La Mâchoire supérieure, vue par sa Face inférieure, afin de faire voir la forme et la disposition des Arcades dentaires, le sommet de la couronne des Dents et la Voûte palatine.

> *a.* Épine nasale antérieure. *b,b.* Apophyse montante de l'Os sus-maxillaire. *c,c.* Angle supérieur de l'Os malaire. *d,d.* Trou sous-orbitaire. *e.* Épine nasale postérieure. *f,f.* Suture qui unit les Os du Palais à l'Apophyse palatine des Maxillaires supérieurs, *g.* Autre Suture qui lie ces dernières Apophyses entre elles. *h.* Union des deux Os palatins. *i.* Orifice du Canal palatin antérieur. *j,j.* Canal palatin postérieur. *k,k.* Trous palatins. *l,l.* Bord postérieur de la Voûte palatine. *m,m.* Tubérosité palatine. *n.* Éminence malaire. *o,o.* Os de la Pommette. *p,p.* Angle postérieur du même Os. *q,q.* Suture qui l'unit à l'éminence malaire du sus-maxillaire. *r,r.* Conduits dentaires postérieurs et supérieurs. *s.* Dent incisive moyenne. *t.* Incisive latérale. *u.* Canine. *v.* Première petite Molaire. *x.* Seconde petite Molaire. *y.* Première grosse Molaire. *z.* Seconde grosse Molaire. *z'* Troisième grosse Molaire.

Fig. 2. La face séparée du Crâne et vue de profil. On a enlevé les parois antérieures des Alvéoles, afin de découvrir les racines des Dents, et de faire voir leur implantation dans les Mâchoires.

> *a.* Os propre du Nez. *b.* Extrémité supérieure du même Os. *c.* Son extrémité inférieure. *d.* Suture qui l'unit à celui du côté opposé. *e.* Sommet de l'Apophyse montante du Maxillaire supérieur. *f.* L'Apophyse montante. *g.* Ouverture antérieure des Fosses nasales. *h* Épine nasale antérieure. *i.* Trou malaire. *j.* Trou sous-orbitaire. *k.* Bord postérieur de l'Apophyse montante qui concourt à former la Gouttière lacrymale. *l.* Gouttière lacrymale. *m.* Os unguis. *n.* Angle supérieur de l'Os malaire. *o.* Partie rugueuse du bord supérieur et postérieur de cet Os qui s'articule avec l'Apophyse zygomatique du Temporal. *p.* Angle postérieur du même Os.

q. Échancrure sigmoïde. *r.* Condyle du maxillaire inférieur. *s.* Col du Condyle. *t.* Bord postérieur de la branche. *u.* Son Apophyse coronoïde. *v.* Trou mentonnier. *x.* Menton. *y.* Limite de la section faite à la Mâchoire inférieure. *z.* Angle du même Os. 1. Première Dent incisive. 2. Seconde Incisive. 3. Canine. 4. Première petite Molaire. 5. Seconde petite Molaire. 6. Première grosse Molaire. 7. Seconde grosse Molaire. 8. Troisième grosse Molaire. 9,10,11,12,13,14, etc. Dents correspondantes de la Mâchoire inférieure.

Fig. 3. Moitié de la Mâchoire d'un enfant de trois ans et demi, chez lequel la première dentition est achevée. La partie postérieure de l'Os a été enlevée pour faire voir la portion osseuse des Dents de la seconde dentition.

a,b,c,d,e. Les Dents de lait. *f,g,h.* La portion déjà ossifiée des deux Incisives permanentes et de la Canine. *i.* Germe à peine développé de la première petite Molaire. *j.* Portion ossifiée de la première grosse Molaire permanente. *k.* Branche de la Mâchoire. *l.* Son Condyle. *l'.* Col du Condyle. *m.* Apophyse coronoïde. *n.* Angle du même Os. *o.* Bord postérieur de sa branche.

Fig. 4. La moitié de la Mâchoire d'un enfant de cinq ans et demi, préparée comme la précédente, vue par sa Face interne.

aa. Les Incisives. *b.* La Canine. *c.* Première petite Molaire. *d.* Seconde Petite Molaire de lait. *e,f.* Incisives permanentes. *g.* Canine. *h,i.* Petites Molaires permanentes. *j,k.* Les deux premières grosses Molaires permanentes. *l.* Orifice supérieur du Canal dentaire inférieur. *m.* Angle de la Mâchoire. *n.* Échancrure sigmoïde. *o.* Bord postérieur de la branche du même Os. *p.* Son Condyle. *q.* Apophyse coronoïde.

Fig. 5. Os maxillaire supérieur d'un enfant de huit ans, sur lequel on a enlevé la partie antérieure des Alvéoles pour voir les racines des Dents.

a,b. Les deux Incisives de la seconde dentition. *c.* Petite Molaire de la première dentition. *d.* Petite molaire de la seconde dentition. *e.* Grosse Molaire.

Fig. 6. Moitié de la Mâchoire inférieure du même enfant, sur laquelle on a ouvert les Alvéoles par leur partie antérieure, pour y voir les racines ou les germes de leurs Dents respectives.

a. Condyle. *b.* Apophyse coronoïde. *c.* Angle de la Mâchoire. *d.* Nerfs et Vaisseaux mentonniers. *e.* Entrée des Nerfs et des Vaisseaux dentaires dans la racine du germe de la Canine secondaire. *f,g.* Vaisseaux et Nerfs dentaires venant du tronc principal, placés dans un canal particulier et pénétrant dans la cavité de la racine de la seconde petite Molaire. *h.* Grosse Molaire prête à sortir. *i.* Germe de la dernière grosse Molaire enveloppée dans sa membrane.

Fig. 7. Mâchoire inférieure d'un enfant de trois ans, chez lequel la première dentition était complète.

1,2. Les deux Incisives. 3. La Canine. 4. La première Molaire de lait. 5. La seconde Molaire. 6. Première grosse Molaire. 7. Apophyse géni. 8. Enfoncement qui loge la Glande sublinguale. 9. Apophyse coronoïde. 10. Condyle de l'Os. 11. Col du condyle. 12 Orifice supérieur du Canal dentaire inférieur.

Fig. 8. Portion d'émail des Dents, coupée verticalement et grossie par le microscope.

PLANCHE XXXII.

Os maxillaire inférieur. — Odontophye.

Fig. 1. La Mâchoire inférieure garnie de ses Dents, vue par son bord supérieur, pour faire voir l'Arcade dentaire et le sommet de la couronne des Dents.

a. Condyle de la Mâchoire.   *b.* Échancrure sigmoïde.   *c.* Canal dentaire. *d.* Apophyse coronoïde.   *e,f,g.* Troisième, seconde et première grosses Molaires.   *h,i.* Seconde et première petites Molaires.   *j.* Canine.   *k,l.* Incisives latérale et moyenne.   *m.* Apophyse du Menton.   *n.* Trou mentonnier.

Fig. 2. Moitié de la Mâchoire inférieure d'un enfant de cinq ans, dont on a enlevé la partie interne ainsi que les Dents, afin de mettre à découvert les Alvéoles des deux dentitions.

    a,b,b,b. Les Alvéoles des Dents de lait.   *c,c,c.* Le petit canal de l'*iter dentis*, qui doit s'agrandir à mesure que la Dent s'approche de la gencive *d,d,d,d,* etc. Les Alvéoles des Dents permanentes.   *e.* Condyle.   *f.* Apophyse coronoïde.   *g.* L'angle de l'Os.   *h.* Menton.   *i.* Origine du Canal dentaire.

Fig. 3. Moitié de la Mâchoire d'un enfant de sept ans et demi, ouverte par sa partie postérieure, pour faire voir le rapport dans lequel se trouvent entre elles les Dents des deux dentitions.

    a,b. Dents incisives permanentes, la moyenne entièrement sortie, et l'incisive latérale commençant à se montrer.   *c.* La Canine.   *d,e.* Les deux petites, *f.*, et la première grosse Molaires permanentes, entièrement sorties.   *g.* Incisive latérale persistante, encore renfermée dans son follicule, et placée au-dessous et derrière l'Incisive de lait.   *h,i.* Les deux petites Molaires placées au-dessous des deux Molaires de lait qu'elles doivent remplacer.   *j.* Apophyse coronoïde.   *k.* Condyle.   *l.* Artère dentaire se distribuant aux Dents des deux dentitions.   *m.* Angle de la Mâchoire.

Fig. 4. La moitié du Maxillaire inférieur d'un fœtus à terme ; la partie antérieure a été enlevée et les Alvéoles ouvertes, pour faire voir les follicules membraneux qui renferment les germes des Dents ; les Vaisseaux de ces follicules ont été injectés.

    a. Branche de l'Os.   *b.* La Gencive.   *c.* La rangée de Follicules.   *d.* La base de la Mâchoire.

Fig. 5. Les premiers rudiments des Dents d'un Fœtus d'environ quatre mois, extrait de la Mâchoire inférieure.

    a,a. Follicules des Dents incisives.   *b.* Follicules de la Canine.   *c,c.* Follicule des deux petites Molaires.   *d.* Id. de la première grosse Molaire.

Fig. 5'. Les mêmes parties.

    a,b. Portion osseuse de deux Molaires extraites des Alvéoles.   *c.* Portion osseuse de la Canine.   *d,e.* Portion osseuse des Incisives.

Fig. 6. La première Dent Molaire persistante de la Mâchoire inférieure, dont les cinq points d'ossification sont encore séparés.

Fig. 7. Écaille osseuse que forment ces mêmes points (de la première Molaire), réunis en une seule pièce.

Fig. 8. Les Racines commençant à se développer au Collet.

Fig. 9. Les Racines déjà plus développées.

Fig. 10. Les deux Racines près d'être entièrement formées.

Fig. 11. La même Dent complétement développée.

Fig. 12. Dent incisive moyenne de lait de la Mâchoire inférieure.

Fig. 13. Dent incisive latérale.

Fig. 14. Canine de la même Mâchoire et aussi de lait.

Fig. 15. Première petite Molaire.

Fig. 16. Seconde petite Molaire.

Fig. 17. Première Dent molaire persistante de la Mâchoire supérieure. Les cinq premiers points d'ossification encore séparés.

Fig. 18. Même Dent, présentant les mêmes points réunis en une pièce.
Fig. 19. Les trois Racines commençant à se développer.
Fig. 20. État plus avancé de leur développement.
Fig. 21. La Dent entièrement développée.
Fig. 22. Dents de lait de la Mâchoire inférieure : Incisive moyenne.
Fig. 23. Incisive latérale.
Fig. 24. Canine.
Fig. 25. Première petite Molaire.
Fig. 26. Seconde petite Molaire.
Fig. 27. Petite Dent molaire de la Mâchoire supérieure. Ses deux premiers points d'os
sification encore séparés.
Fig. 29. Les mêmes points réunis en une seule pièce.
Fig. 28 et 37. État plus avancé de développement.
Fig. 30. La même Dent complétement développée.
Fig. 31. Dent incisive brûlée et coupée suivant sa longueur.
    a. L'Ivoire. *b.* La Cavité dentaire. *c.* L'Émail.
Fig. 32. Une Canine sciée suivant sa longueur, grossie d'un tiers.
    a. La Racine. *b.* L'Ivoire. *c* La Cavité dentaire. *d.* Face postérieure de
    la Couronne. *e.* L'Émail.
Fig. 33. Dent incisive temporaire développée; ses connexions avec le follicule de la
Dent permanente.
    a. La Couronne. *b.* La Racine. *c.* La Gencive. *d.* Le Follicule de la
    Dent permanente. *e.* Le Pédicule qui unit ce Follicule à la Gencive.
Fig. 34. La pulpe d'une Dent temporaire et celle d'une Dent permanente encore enfon-
cées dans leurs membranes.
    a. Pulpe de la Dent temporaire. *b.* Pulpe de la Dent permanente.
Fig. 35. Coupe transversale d'une Dent molaire.
Fig. 36. Coupe longitudinale d'une Dent molaire brûlée, afin d'en rendre la structure
plus visible.

PLANCHE XXXIII.

Os maxillaire inférieur. — Structure. — Développement. — Dents. — Odontophyc.

Fig. 1. L'Os maxillaire d'une femme de quatre-vingt-dix ans, chez laquelle toutes les
Dents étaient tombées.
    a. Condyles. *b.* Col du Condyle. *c,c.* Apophyse coronoïde. *d.* Échan-
    crure sigmoïde. *e.* Branche de l'Os. *f.* Angle. *g,g,g.* Bord alvéolaire mince
    et tranchant. *h.* Trou mentonnier. *i.* Symphyse du Menton. *j.* Apophyse
    du Menton très saillant en avant.

Fig. 2. Le maxillaire inférieur d'un Fœtus à terme, vu par sa partie supérieure.
    a,a. Les Condyles. *b,b.* Col des Condyles. *c,c.* Apophyses coronoïde
    d,d. Espace où se réunissent les deux pièces qui composent l'Os. *e,e.* Corps
    de l'Os. *f.f.* Ses Branches.

Fig. 3. Mâchoire inférieure d'un Fœtus dépouillé de ses Gencives, sur laquelle on voit
les Alvéoles remplies par les Dents non développées.
    1,2,3,4,5 et 6. Germes des Dents à divers degrés de leur développement.
    7. Symphyse du Menton.

Fig. 4. Bord alvéolaire supérieur d'un Fœtus dépouillé de ses Gencives, sur lequel
on voit les Dents encore dans leurs Alvéoles.

4

1,2,3,4,3 et 6. Les Dents Incisives, la Canine et les trois petites Molaires non encore développées.

Fig. 5. Moitié de la Mâchoire inférieure d'un Fœtus, vu par sa face antérieure, dépouillée de son Périoste, et grossie trois fois. On voit une foule de rainures et de trous pour le passage des Vaisseaux sanguins et lymphatiques. *a.* Symphyse du menton. *b,b.* Gencive soulevée par les dents. *c.* Apophyse coronoïde. *d.* Condyle. *e.* Angle de la mâchoire. *f.* Trou mentonnier.

Fig. 6. Portion de Mâchoire inférieure d'un Fœtus dépouillée de son Périoste, et un peu plus grossie que la figure précédente.
 a. Trou mentonnier.

Fig. 7 et 18 inclusivement. Elles représentent les Dents permanentes de la Mâchoire supérieure dans leur position naturelle (homme adulte).
 Dans ces figures, *a.* désigne la Couronne de la Dent. *b.* La Racine. *c.* Le Collet de la Dent. *d.* Le Sommet de la Couronne. *e.* L'Extrémité de la Racine.

Fig. 12. Incisive moyenne, vue de face.
Fig. 11. La même, vue par derrière.
Fig. 10. La même, vue de profil.
Fig. 9. Incisive latérale, vue de face.
Fig. 8. La même, vue par derrière.
Fig. 7. Canine, vue de face.
Fig. 18. La même, vue par derrière.
Fig. 17 Première petite Molaire.
Fig. 16. Seconde petite Molaire.
Fig. 15. Première grosse Molaire.
Fig. 14. Seconde grosse Molaire.
Fig. 13. Troisième grosse Molaire.
Fig. 19 et 30 inclusivement. Ces figures représentent les Dents de la Mâchoire inférieure, dans leur position naturelle.
 Dans toutes, la lettre *a.* indique la Couronne de la Dent. *b.* La Racine. *c.* Le Collet. *d.* L'Extrémité de la Racine dans les six premières figures, et le sommet de la Couronne dans les six dernières; dans celles-ci l'extrémité de la Racine est indiquée par la lettre *e.*

Fig. 19. Troisième grosse Molaire.
Fig. 20. Seconde grosse Molaire.
Fig. 21. Première grosse Molaire.
Fig. 22. Seconde petite Molaire.
Fig. 23. Première petite Molaire.
Fig. 24. Canine, vue par derrière.
Fig. 25. La même, vue par devant.
Fig. 26 Incisive latérale, vue par derrière.
Fig. 27. La même, vue par devant.
Fig. 28. Incisive moyenne, vue de profil.
Fig. 29. La même, vue par derrière.
Fig. 30. La même, vue par devant.

PLANCHE XXXIV.

Odontophye. — Structure des Dents.

Fig. 1. Mâchoire inférieure d'un jeune garçon, sur laquelle on a enlevé la table antérieure de l'Os, pour voir les cavités alvéolaires et les germes de la seconde dentition.

a. Condyle.   *b.* Apophyse coronoïde.   *c.* Angle de la mâchoire. *d,e,f.* Germes de deux grosses Molaires, enveloppés dans leur membrane. *g.* Petite Molaire.   *h.* Canine.   *i.* Incisive latérale.   *k.* Incisive moyenne. *j.* Incisive du côté opposé.   *l.* Germe de la Canine permanente.   *m.* Tissu spongieux de l'Os.   *n.* Le Menton.   *o,o.* Germes des deux Incisives moyennes de la seconde dentition.

Fig. 2. Mâchoires supérieure et inférieure d'un garçou de sept ans, sur lesquelle on a enlevé la partie antérieure des Alvéoles pour voir les rapports du germe de la seconde dentition avec les Racines des Dents de la première.

   a. Lèvre supérieure.   *b.* Lèvre inférieure.   *c.* Dent Canine qui a déjà chassé celle de la première dentition.   *d.e.* Deux petites Molaires moins développées.   *f.* Racine de la première grosse Molaire.   *h.* Sa Couronne.   *g.* Seconde grosse Molaire presque entièrement développée.   *i,j.* Petites Molaires de la première dentition prêtes à tomber.   *k.* Face antérieure du Maxillaire supérieur.   *l.* Incisive secondaire.   *m.* Germe enveloppé dans sa membrane. *n.* Dent canine temporaire.   *o,p.* Petites Molaires temporaires.   *q.* Grosse Molaire euveloppée dans sa membrane.   *r.* Os maxillaire.   *s,t.* Germe des Molaires secondaires.   *u.* Vaisseaux et Nerfs dentaires inférieurs.   *v,x.* Division des Vaisseaux et des Nerfs pénétrant dans les racines des Dents.

Fig. 3. Mâchoire supérieure d'un Fœtus, sur laquelle on a enlevé le côté interne du bord alvéolaire.

   a. Bosse nasale.   *b.* Cornet ethmoïdal.   *c.* Cornet inférieur.   *d.* Surface lisse de la Paroi externe des Fosses nasales.   *e.* Ouverture antérieure de ces Fosses.   *f.* Épine nasale.   *g.* Ouverture postérieure des Fosses nasales. *h.* Partie postérieure du bord alvéolaire.   *i.* Vaisseaux et Nerfs dentaires supérieurs.   *j.* Bord alvéolaire dont la Membrane est injectée.   *k,k.* Germes des Incisives.   *l,m,n.* Germes des Molaires.   *o.* Méat inférieur.

Fig. 4. Maxillaire supérieur d'un petit enfant sur lequel on a enlevé le côté externe du bord alvéolaire pour voir le Germe des Dents.

   a. Germe de la première petite Molaire sorti de son alvéole.   *b.* Germe de la seconde petite Molaire renfermée dans sa Membrane.   *c.* Germe de la première grosse Molaire.   *e.* Dent Canine.   *f.* Dent Incisive.   *g.* Germe de la Canine de la seconde dentition.   *d.* Section de l'Os maxillaire.   *h.* Os malaire.

Fig. 5. Moitié de la mâchoire d'un enfant de dix ans, disséquée par sa face interne, afin de faire voir les vaisseaux qui se portent aux follicules des Dents de la première et de la seconde dentition, vaisseaux injectés.

   a,b. Dents incisives.   *c.* Canine qui perce la Gencive.   *d.* Première petite Molaire de lait à moitié dégagée de la gencive.   *e,f.* Molaires suivantes de lait encore enfermées dans leurs pellicules.   *h.* Artère dentaire. *g.g,i,i,i,i.* Dents permanentes, encore renfermées dans leurs pellicules avec le Canal qu'elles envoient à la Gencive.   *j.* Condyles.   *k.* Apophyse coronoïde. *l.* Origine du Canal dentaire inférieur.

Fig. 6. Moitié de la Mâchoire d'un enfant de cinq ans dont les Vaisseaux ont été injectés ; elle est ouverte par sa face interne pour voir les Vaisseaux dentaires.

   a,b,c,d,e,f,g. Les Dents de la première dentition.   *h,i.* Dent de la seconde dentition.   *j.* Tronc et branches de l'Artère dentaire   *k.* Angle de la Mâchoire.   *l.* Condyles.   *m.* Apophyse coronoïde.

Fig. 7. Grosse Molaire d'un très jeune enfant extraite de son Alvéole, enveloppée par sa Membrane vasculaire, le tout grossi par une forte lentille.

Fig. 8. Email d'une Dent incisive encore mou et couvert d'un tissu réticulé ; grossi au microscope.

   a. Cavité de l'Émail dans laquelle vient se loger la partie osseuse de la Dent. *b,b.* Surface externe de l'Émail dépouillée de ses Membranes propres.

Fig. 9. Moitié du Germe d'une Dent molaire d'un Fœtus humain , fortement grossi au microscope et dépouillé de ses Membranes.

    a,b. Tubercule de la Couronne.   *c,c.* Collet de la Dent.   *e,d.* Surface externe de la racine de la Dent.

Fig. 10. Surface externe d'une portion d'Émail d'une Dent devenu cartilagineux par l'action de l'acide nitrique étendu, vue au microscope et sur laquelle on voit un grand nombre d'Aréoles formées par les Vaisseaux de l'Émail et une multitude de petits mamelons formés par les Bouches absorbantes.

Fig. 11. Portion du même Émail coupé transversalement et vu avec un très fort microscope.

PLANCHE XXXV.

Os maxillaire inférieur.—Dents.—Structure.—Développement.

Fig. 1. Mâchoire inférieure d'un petit enfant, vue de face, sur laquelle on a enlevé d'un côté la Table externe pour voir la Racine et le Germe des Dents.

    a,r. Condyle.   *b.* Apophyse coronoïde.   *c.* Germe de la Dent grosse Molaire.   *d,e,m,l.* Petites Molaires déjà sorties.   *f,k.* Canines.   *g,h,i,j.* Les quatre Incisives.   *n,o.* Germes des Dents de la seconde dentition.   *p.* Nerfs et Vaisseaux mentonniers.   *q.* Nerfs et Vaisseaux maxillaires inférieurs.   *s.* Angle de la Mâchoire.   *t.* Périoste.

Fig. 2. Moitié de la Mâchoire inférieure d'un Fœtus sur laquelle on a enlevé la face antérieure pour voir le Germe des Dents.

    a. Condyle.   *b.* Apophyse coronoïde.   *c.* Section de l'Os.   *d,e,f,g.* Germe des Dents de lait.   *h,h* Deux Germes de la seconde dentition.   *i.* Symphyse du menton.

Fig. 3. Moitié de la Mâchoire d'un Fœtus , vue par sa face postérieure , sur laquelle on a ouvert les Alvéoles

    a. Le Condyle.   *b.* Apophyse coronoïde.   *c.* Vaisseaux et Nerfs dentaires inférieurs.   *d,e.* Tronc et Rameaux de l'Artère maxillaire interne.   *f.* Angle de la Mâchoire.   *g.* Face postérieure de l'Os.   *h.* Symphyse.   *i.* Canal dentaire intérieur.   *j.* Grosses Molaires.   *k,l.* Petites Molaires.   *m.* Canine.   *n.* Incisive latérale.

Fig. 4. Dent molaire d'un petit enfant, vue au microscope.

    a,b. Tubercules de la Couronne.   *c.* Endroit de réunion de celle-ci avec sa Racine.

Fig. 5. Dent incisive d'un Fœtus , vue par la cavité de la Couronne , grossie au microscope.

Fig. 6. Alvéoles d'un Fœtus, dans lesquelles se trouve le Germe d'une Dent molaire.

    a,b, Saillie formée par le Germe.

Fig. 7. Face externe d'une portion d'Émail encore mou, couverte d'un entrelacement de canaux absorbants , vue au microscope.

Fig. 8. Face externe d'une portion d'Émail au moment où il a acquis presque toute sa dureté.

Fig. 9. Face externe de l'Émail d'une Dent de Fœtus, vue au microscope.

Fig. 10. Face interne de l'Émail d'une Dent d'un enfant, vue au microscope.

Fig. 11. Surface externe de la Racine d'une Dent pas tout-à-fait ossifiée, vue au microscope.

Fig. 12. Face externe de l'Émail d'une Dent de Fœtus , vue au microscope, et plus fortement grossie que sur la figure précédente.

PLANCHE XXXVI.

Tête vue par sa face antérieure.

a. Coronal. *b.* Bosse nasale. *c,c.* Bosse coronale. *d,d.* Suture qui unit le Coronal avec les Pariétaux. *e,e.* Angle antérieur et inférieur des Pariétaux. *f,f.* Suture qui unit la portion écailleuse du Temporal avec le Pariétal et les grandes Ailes du Sphénoïde. *g,g.* Extrémité des grandes Ailes du Sphénoïde. *h,h.* Petite portion du Coronal qui s'unit aux Ailes du Sphénoïde, et qui fait partie de la Fosse temporale. *i,i.* Apophyse orbitaire externe et commencement de la ligne demi-circulaire du Temporal. *j,j.* Trou orbitaire supérieur. *l,l.* Voûtes orbitaires formées en avant par le Frontal. *m.* Suture qui unit le Nez au Coronal. *n,n.* Os propres du Nez. *o,o.* Apophyse montante du Maxillaire supérieur. *p,p.* Gouttière lacrymale. *q,q.* Fente sphénoïdale. *r,r.* Portion des grandes Ailes du Sphénoïde qui concourt à former la paroi externe de l'Orbite. *s,s.* Partie de l'Os malaire qui complète la même paroi. *t,t.* Surface orbitaire de l'Os maxillaire supérieur qui forme presque la totalité du plancher de l'Orbite. *u,u.* Orifice antérieur du Canal sous-orbitaire. *v,v.* Ouverture antérieure des Fosses nasales. *x.* Épine nasale. *y.* Os malaire. *z.* Trou malaire. 1,1. Bord alvéolaire supérieur, et au-dessous les Arcades dentaires. 2. Suture qui unit les deux Os maxillaires supérieurs. 3. Cloison des Fosses nasales. 4,4 Apophyse malaire. 5,5. Incisives médianes supérieures. 6,6. Incisives latérales. 7,7. Les deux Canines. 8,8. La première petite Molaire. 9,9. Les Incisives moyennes de l'Os maxillaire inférieur. 10,10. Les Incisives latérales. 11,11. Les deux Canines. 12,12. Les Branches de l'Os maxillaire inférieur. 13,13. Les Angles du même Os. 14,14. Trou sous-mentonnier. 15. Apophyse du menton.

PLANCHE XXXVII.

Tête vue par sa face postérieure.

a. L'Occiput. *b,b.* Partie postérieure de la Suture sagittale. *c.* Angle supérieur de l'Occipital. *d,d,d,d.* Suture lambdoïde. *e,e.* Suture qui unit le Pariétal avec le Temporal. *f,f.* Les Pariétaux. *g.* L'Occipital. *h.* La protubérance externe de l'Occipital. *i,i,* Sa ligne courbe supérieure. *j,j.* Sa ligne courbe inférieure. *k,k.* La Crête occipitale externe. *l,l.* Empreintes raboteuses qui donnent attache aux muscles droits postérieurs et obliques postérieurs de la Tête. *m,m.* Grand Trou occipital. *n,n.* Les Condyles de cet Os. *o.* Petit Trou mastoïdien dont l'existence n'est pas constante. *p,p.* Trou mastoïdien. *p',p'.* Apophyse mastoïde. *q,q.* Suture qui unit l'Occipital avec la portion mastoïdienne du Temporal. *r,r.* Apophyse styloïde. *s,s.* Suture qui unit l'Os malaire avec l'Os maxillaire supérieur. *t,t.* Aile externe des Apophyses ptérygoïdes. *u,u.* Aile interne des mêmes Apophyses. *v,v.* Ouverture postérieure des Fosses nasales. *x.* Bord postérieur de la Cloison des Fosses nasales. *y,y.* Suture qui unit l'Apophyse palatine du Maxillaire supérieur avec la portion horizontale de l'Os du Palais. 1,1. Crochet qui termine l'Aile interne de l'Apophyse ptérygoïde. 2,2. Col des Branche de l'Os maxillaire inférieur. 3,3. Apophyse coronoïde du même Os. 4,4. Bord mousse qui descend de l'Apophyse malaire au bord alvéolaire supérieur. 5,5. Dernières grosses Molaires supérieures. 6,6. Ligne myloïdienne ou oblique interne. 7,7. Angle de l'Os maxillaire inférieur. 8,8. Bord postérieur des Branches de cet Os. 9. Apophyse géni. 10. Eminence du Menton. 11,11. Orifice supérieur du Canal dentaire inférieur avec la Gouttière qui le précède.

ANATOMIE

PLANCHE XXXVIII.

Ensemble de la Tête, vue de côté, le Crâne et la Face étant réunis.

a. Bosse coronale. *a'*. Sommet de la tête. *a"*. Fosse temporale.
b. Bosse nasale. *c*. Trou orbitaire supérieur. *d*. Os propre du Nez.
c,c,e,e. Base de l'Orbite. *f*. Voûte de l'Orbite. *g*. Os unguis. *h*. Gouttière lacrymale. *i*. Os planum, concourant avec l'unguis à former la paroi
externe des Fosses orbitaires. *j*. Plancher de l'Orbite formé par la surface orbitaire du Maxillaire supérieur. *k*. Apophyse orbitaire externe. *l*. Apophyse
orbitaire interne. *m*. Apophyse montante de l'Os maxillaire supérieur.
n. Trou sous-orbitaire. *o*. Os malaire. *p*. Petit Trou malaire. *q*. Os
maxillaire supérieur. *r*. Petite Fossette qu'on remarque au-dessous de l'Épine
nasale. *s*. Épine nasale. *t*. Ouverture antérieure des Fosses nasales.
u,u,u. Suture qui unit le Coronal avec l'Occipital et le Sphénoïde. *v*. Autre
Suture par laquelle la grande Aile du Sphénoïde s'articule avec l'Angle antérieur et inférieur du Pariétal. *x*. Grande Aile du Sphénoïde. *y,y,y*. Suture
qui unit la portion écailleuse du Temporal avec le Pariétal. *z,z*. Arcade zygomatique. 1. Aile externe de l'Apophyse ptérygoïde. 2. Apophyse styloïde.
3. Crête qui entoure sa base. 4. Apophyse mastoïde. 5. Trou mastoïdien.
6. Rainure digastrique. 7. Ligne courbe inférieure de l'Occipital. 8. Protubérance externe. 9. Angle supérieur de l'Occipital. 10. Col de la Branche
de l'Os maxillaire inférieur. 11. Apophyse coronoïde. 12. Échancrure sigmoïde. 13. Branche du même Os. 14. Bord postérieur de cette Branche.
15. Angle de la Mâchoire. 16. Trou sous-mentonnier. 17. Apophyse du
Menton. 18. Bord inférieur du corps du Maxillaire inférieur. 19 Arcade
dentaire inférieure. 20. Arcade dentaire supérieure.

PLANCHE XXXIX.

Coupe verticale de la Tête, suivant son diamètre antéro-postérieur.

La Tête d'un Adulte fendue verticalement suivant son diamètre antéro-postérieur,
afin de mettre à découvert l'intérieur du Crâne, les Fosses nasales et la bouche.
a. Le Sinus frontal ouvert. *b*. Paroi antérieure des Sinus. *c*. Paroi
postérieure. *d,d*. Substance diploïque du Coronal. *e,e,e*. Suture qui unit
cet Os au Pariétal. *f,f*. Substance diploïque du Pariétal. *g,g,g*. Suture
lambdoïde. *i,i*. Substance diploïque et épaisseur de l'Occipital. *j*. Fosse
coronale. *k*. Fosse pariétale, *l,l*. Suture qui unit le Temporal au Pariétal.
m. Grande Aile du Sphénoïde. *n*. Portion écailleuse du Temporal.
o. Apophyse clinoïde postérieure. *p*. Petite Aile du Sphénoïde. *q*. Apophyse
crista-galli sciée verticalement et au-devant une moitié latérale du Trou
borgne avec le cul-de-sac qui le termine. *s*. Suture qui unit l'Os propre du
Nez au Coronal. *t,u*. Bord antérieur de l'Os propre du Nez. *v*, Échancrure du
bord antérieur du Maxillaire supérieur qui concourt à former l'ouverture antérieure des Fosses nasales. *x*. Lame perpendiculaire de l'Ethmoïde. *y*. Le
Vomer. *z*. Sinus sphénoïdal. 1. Partie inférieure de l'Apophyse basilaire.
2. Échancrure sigmoïde. 6. Fosse occipitale inférieure. 7. Orifice interne du
Trou condyloïdien antérieur. 8. Bord postérieur de la Branche de la Mâchoire.
9. Arcade dentaire supérieure. 10. Arcade dentaire inférieure. 11. Aile externe de l'Apophyse ptérygoïde. 12. Aile interne. 13. Épine nasale. 14.
Épaisseur de l'Apophyse palatine. 15. Substance spongieuse du corps de la
Mâchoire et section faite à sa partie moyenne. 16. Orifice supérieur du Canal

dentaire inférieur. 17. Angle de la Mâchoire. 18. Apophyse géni. 19. Petit enfoncement qui donne-attache au ventre antérieur du Muscle digastrique. 20. Partie latérale de la Voûte palatine.

PLANCHE XL.

Portions de la Face.

Fig. 1. Coupe verticale de l'Orbite, du Canal nasal et du Sinus maxillaire.
    a. Trou sphéno-palatin. *b.* Paroi interne du Sinus maxillaire; ouverture de ce Sinus dans les Fosses nasales. *c.* Gouttière lacrymale. *d.* Os unguis et Bord postérieur de la Gouttière lacrymale. *e.* Canal nasal et Suture transversale qui unit l'Os unguis au Cornet inférieur. *f.* Portion du Méat inférieur, au niveau de laquelle vient se terminer le Canal nasal. *g,g.* Alvéoles ouvertes.

Fig. 2. Partie de la Face et du Crâne, vue de côté, pour montrer l'intérieur de l'Orbite et la Fosse zygomatique.
    a. Portion du Frontal. *b,b,b,b.* Coupe verticale passant d'avant en arrière sur le Frontal, la grande et la petite Aile du Sphénoïde et le Rocher. *c.* Bosse nasale. *d.* Le Nez. *e.* Ouverture antérieure des Fosses nasales. *f.* Épine nasale antérieure. *g.* Bord alvéolaire supérieur. *h.* Fosse canine et Trou sous-orbitaire. *i.* Paroi supérieure de l'Orbite. *j.* Os unguis. *k.* Os planum; au-dessus de cette portion de l'ethmoïde on voit les Trous orbitaires internes. *l.* Portion du Sphénoïde. *m.* Paroi inférieure de l'Orbite. *n.* Canal sous-orbitaire. *o.* Face supérieure de l'Apophyse orbitaire de l'Os palatin. *p.* Portion de l'Os sus-maxillaire appartenant à la Fosse zygomatique. *q.* Aile externe de l'Apophyse ptérygoïde. Entre cette partie et l'Os maxillaire existe une rainure profonde; nommée ptérygo-maxillaire; au haut de cette rainure se trouve le Trou sphéno-palatin, et à la partie inférieure, elle communique avec le Canal palatin postérieur. *r.* Trou maxillaire supérieur. *s.* Trou ptérygo-palatin. *t.* Trou ptérygoïdien. *u.* Lame carrée du Sphénoïde. *v.* Fosse pituitaire. *x.* Languette osseuse qui unit l'Apophyse clinoïde antérieure au corps du Sphénoïde. *z.* Portion du Rocher.

Fig. 3. Portion de la Tête séparée du reste par une coupe verticale faite au niveau de la Gouttière lacrymale, du Canal nasal et du Trou palatin antérieur.
    a. Portion du Frontal. *b.* Partie supérieure des Sinus frontaux. *c.* Portion de la cloison des Sinus. *d.* Apophyse montante de l'Os maxillaire et Suture qui l'unit au Coronal. *e.* Épine nasale soutenant les Os du Nez. *f.* Les Os propres du Nez. *g.* Portion du Cornet inférieur. *h.* Canal nasal. *i.* Ouverture inférieure du Canal nasal sous le Cornet inférieur. *j.* Portion de l'Arcade orbitaire du Coronal. *k.* Les deux Orifices supérieurs du Canal palatin antérieur. *l.* Son orifice inférieur unique. *m.* Alvéoles ouvertes. *n.* Portion du Sinus maxillaire.

Fig. 4. Paroi externe de la Fosse nasale gauche avec les trois Cornets et les Méats qui les séparent.
    a. Coupe horizontale du Crâne. *b.* Trou optique. *c.* Apophyse clinoïde antérieure. *d.* La postérieure. *e.* Coupe longitudinale de la Gouttière basilaire. *f.* Conduit auditif interne. *g.* Trou condyloïdien antérieur. *h.* Portion du Condyle et du grand Trou occipital. *i.* Sinus frontal. *j.* Os propre du Nez. *k.* Ouverture antérieure des Fosses nasales. *l.* Alvéole de la Dent incisive moyenne. *m.* Voûte palatine. *n.* Apophyse crista-galli. *o.* Trou borgne. *p.* Union de la Lame criblée de l'Ethmoïde avec le Sphénoïde. *q.* Partie moyenne ou horizontale de la Voûte des Fosses nasales formée

par la Lame criblée. *r*. Partie postérieure de la même Voûte, formée par le Sphénoïde et ouverture du Sinus sphénoïdal. *s*. Cornet supérieur. *t*. Méat supérieur, et en arrière Trou sphéno-palatin. *u*. Cornet moyen. *v*. Méat moyen et ouverture du Sinus maxillaire. *y*. Cornet inférieur. *x*. Méat inférieur dans lequel s'ouvre le Canal nasal. *z*. Aile interne de l'Apophyse ptérgyoïde. *a'*. Fosse ptérygoïdienne. *b'*. Crochet de l'Aile interne de cette Apophyse. *c'*. Aile externe de la même Apophyse.

PLANCHE XLI.

Tête. — Variétés de Formes.

Fig. 1. Elle représente la tête d'un Botocoude, nation anthropophage du Brésil. Cette tête est remarquable par l'épaisseur et la dureté des parois du Crâne, l'obliquité du Front, l'écartement des Os de la Pommette, la saillie, la largeur et la force des Mâchoires. — *Race américaine.*

Fig. 2. La tête d'un Nègre, vue par sa face supérieure; elle se fait remarquer par la longueur de son diamètre antéro-postérieur, l'étroitesse du Front et son obliquité en avant, l'obliquité de la Face dans le même sens, l'aplatissement du Nez et la saillie considérable que forme la Mâchoire supérieure et les Dents. — *Race éthiopienne.*

Fig. 3. Tête d'un Caraïbe. — *Race américaine.*

Fig. 4. La tête d'un Makœa, peuplade au-delà de la Caffrerie, rapportée de l'Afrique par M. Delalande: c'est la tête humaine qui se rapproche le plus de celle de l'orang-outang; son Angle facial, mesuré suivant la méthode de Camper, est d'environ soixante-six degrés, et suivant la méthode de M. Jules Cloquet, il n'est que de cinquante-deux degrés. — *Race éthiopienne.*

PLANCHE XLII.

Tête. — Variétés de Formes.

Fig. 1. L'angle facial mesuré sur la tête de Bichat, comme type de la race caucasienne. Moitié de la grandeur naturelle.

b,b. Ligne verticale passant par le Front et les Dents incisives supérieures, et rencontrant sous un angle de soixante-quinze degrés. *a,a*. La Ligne horizontale qui passe par les mêmes Incisives et le Conduit auditif externe. (En faisant passer la Ligne horizontale par l'Épine nasale selon la méthode de Camper, on a un Angle de quatre-vingt-cinq degrés.) *c*. Apophyse mastoïde.

Fig. 2. Angle facial, mesuré sur la tête d'une femme Boschisman, surnommée la Vénus hottentote, morte à l'hôpital de la Pitié en 1816; type de la race éthiopienne; moitié de la grandeur naturelle.

Les deux lignes *a,a* et *b,b*, tirées comme dans la figure précédente, se rencontrent sous un angle de cinquante-six degrés. En faisant passer la ligne horizontale par l'épine nasale inférieure, on a un angle de soixante-sept degrés. *c*, Grand Trou occipital placé plus en arrière que dans la tête précédente.

Fig. 3. Elle représente la Tête d'un naturel de Norforlk, dans la Mer du Sud.

Elle est remarquable par sa largeur, sa forme arrondie, par l'aplatissement du Nez et de la Face, l'écartement considérable des Os de la Pommette. — *Race Mongole.*

Fig. 4. La Tête d'un Prêtre égyptien, rapportée d'Egypte, par M. Larrey, et déposée au Muséum d'histoire naturelle. — *Race Caucasienne.*

PLANCHE XLIII.

Sacrum. — Coccyx. — Os coxal.

Fig. 1. Le Sacrum d'une Femme adulte, vu par sa face antérieure.

a. Base de l'Os et surface qui s'articule avec la dernière Vertèbre. *b,b.* Apophyses qui s'articulent avec les Apophyses articulaires inférieures de la dernière Vertèbre lombaire. *c,c.* Éminences qui donnent attache aux ligaments sacrolombaires. *e,f.e.f.* Bords latéraux et Surface qui s'articule avec l'Os iliaque. *d.* Première pièce du Sacrum. *g.* Seconde pièce. *i.* Troisième pièce. *j.* Quatrième pièce. *k.* Cinquième pièce : chacune d'elles forme à la face antérieure de l'Os, autant de surfaces quadrilatères *a',a',a',a'.* Lignes qui séparent les pièces du Sacrum. *l,l.* Trous sacrés antérieurs. *h,h.* Extrémité inférieure ou sommet du Sacrum, s'articulant avec le Coccyx.

Fig. 2. Le même Os, vu par sa face postérieure.

a. Base du Sacrum. *b,b.* Apophyses articulaires. *c.* Extrémité supérieure du Canal sacré. *d,d.* Lames de l'Apophyse épineuse de la première fausse Vertèbre. *e.* Apophyse épineuse de cette Vertèbre. *f,f,f,f.* Trous sacrés postérieurs. *g.* Terminaison du Canal sacré. *h,h.* Éminences articulaires qui s'unissent aux cornes du Coccyx. *i,k. i,k.* Surface qui unit les bords latéraux à l'Os iliaque. *j,j.* Apophyses où s'attachent les ligaments sacro-iliaques. *l,l.* Partie latérale de la Face postérieure. *m,m.* Fausses Apophyses épineuses.

Fig. 3. Le même Os, vu de profil.

a. Base de l'Os. *b.* Première fausse Apophyse transverse. *c.* Apophyse articulaire. *d,d.* Surface rugueuse, ayant la forme d'une oreille d'homme, et qui s'articule avec l'Os coxal. *e,k.* Partie latérale de la Face postérieure qui donne attache à des ligaments. *f.* Lame de la première fausse Apophyse épineuse. *g,h,i.* Fausses Apophyses épineuses. *j.* Partie libre du bord latéral. *l.* Extrémité inférieure du Canal sacré.

Fig. 4. Le Coccyx, vu par sa face antérieure. Les quatre pièces qui le forment ne sont pas encore soudées. (Femme de trente ans.)

A. Première Pièce. *B.* Seconde Pièce. *C.* Troisième Pièce. *D.* Quatrième Pièce.

a,a. Les cornes du Coccyx qui s'articulent avec deux facettes analogues du Sacrum. *b.* Base de l'Os qui s'unit au Sacrum. *c.* Rudiment des Apophyses transverses.

Fig. 5. Le même Os, vu par sa face postérieure.

A. Première Pièce. *B.* Seconde Pièce. *C.* Troisième Pièce. *D.* Quatrième Pièce.

a. Corne du Coccyx.

Fig. 6. Le même Os, vu de profil.

A. Première Pièce. *B.* Seconde Pièce. *C.* Troisième Pièce. *D.* Quatrième Pièce.

Fig. 7. L'Os coxal du côté gauche, vu par sa face interne.

a. Fosse iliaque. *b.* Bord mousse et concave qui partage en deux la face interne de l'Os, et fait partie du détroit supérieur du Bassin. *c,d.* Surface oblongue qui s'articule avec le Sacrum. *e.* Conduit nutritif principal. *f.* Surface rugueuse qui donne attache à de forts ligaments. *g.* Échancrure qui sépare l'Épine iliaque postérieure et supérieure, de l'inférieure. *h.* Grande Échancrure sciatique. *i,i,i.* Crète iliaque. *j.* Épine antérieure et inférieure de l'Os des îles. *k.* Épine sciatique. *l.* Trou obturateur. *m.* Face interne de la Tubérosité sciatique. *n.* Surface du Pubis qui s'unit avec celui du côté opposé, pour former la Symphyse pubienne.

5

PLANCHE XLIV.

Os Coxal. — Bassin vu par sa face antérieure.

Fig. 1. Le Bassin d'un homme adulte, vu par sa face antérieure.
a. Base du Sacrum. *b,e.b,e.* Crête iliaque. *c,c.* Échancrure qui correspond au dernier Nerf lombaire. *d,d.* Fausses Apophyses transverses de la première pièce du Sacrum. *f.f.* Angle du Pubis. *g.* Face antérieure du Sacrum; Petit Bassin ou excavation inférieure du Bassin. *h,h.* Branche horizontale du Pubis. *i,i.* Fosses iliaques internes. *j.j.* Épine antérieure et supérieure. *k.* Dernière pièce du Sacrum. *l.* Base de la première pièce du Coccyx. *m.* Sommet du Coccyx. *n.* Tubérosité sciatique. *o,o.* Les branches descendantes du Pubis, formant l'Arcade pubienne avec les branches ascendantes des Ischions. *p.* Fond de la Cavité cotyloïde, qui est dépourvu de Cartilage d'incrustation. *q.* Cavité cotyloïde, et surface de cette Cavité incrustée d'un Cartilage. *r.* Échancrure qui sépare la Cavité précédente de la Tubérosité sciatique. *s,s.* Rebord de la Cavité cotyloïde avec les trois Échancrures qu'il offre. *t,t.* Épine antérieure et inférieure des Os iliaques. *u,u.* Articulation du Sacrum avec les Os coxaux. *v.* Gouttière qui sépare les deux premières pièces du Sacrum. *x.* Face antérieure de la première pièce. *y.y.* Premiers Trous sacrés antérieurs. 1. Petite portion de la Face interne de l'Os iliaque, vue à travers le Trou obturateur. 2. Partie latérale de la Face antérieure du Sacrum, vu à travers le même Trou. 3,3. Épine sciatique. 4. Symphyse pubienne.

Fig. 2. Os coxal, vu par sa face externe.
a. Fosse iliaque externe. *b.* Ligne courbe inférieure. *d,e.* Crête iliaque. *f.* Ligne courbe supérieure. *g.* Épine iliaque postérieure et inférieure. *h.* Épine postérieure et supérieure. *c.* Cavité cotyloïde. *i.* Surface de cette Cavité incrustée d'un Cartilage. *j.* Partie de la même Cavité dépourvue de Cartilage. *k.* Branche descendante du Pubis. *l.* Branche ascendante de l'Ischion. *m.* Tubérosité sciatique. *n.* Petite Échancrure sciatique qui sépare la Tubérosité précédente de *o.* l'Épine sciatique. *p.* Grande Échancrure sciatique. *q.* Rebord de la Cavité cotyloïde. *r.* Surface convexe de la face externe et iliaque donnant attache au petit Fessier.

PLANCHE XLV.

Bassin, vu par sa face postérieure. — Corps du Bassin.

Fig. 1. Bassin d'un homme adulte, vu par sa face postérieure.
a. Base du Sacrum. *b,b.* Apophyses transverses de la première Vertèbre. *c,e.* Apophyse articulaire de la même pièce. *d.* Commencement du Canal sacré. *e,f.e,f.* Crêtes iliaques. *g,g.* Fosses iliaques externes. *h,h,h.* Apophyses épineuses des Fausses Vertèbres du Sacrum. *i.* Terminaison du Canal sacré. *j.j,j.* Trous sacrés postérieurs. *k,k.* Bords de la Gouttière qui termine inférieurement le Canal sacré. *l.* Sommet du Coccyx. *m,m.* Face interne de la Tubérosité sciatique. *n,n.* Épine sciatique. *o,p.o,p.* Tubérosité sciatique. *q,q.* Surface convexe qui sépare la Cavité cotyloïde de la grande Échancrure sciatique. *r,r.* Grande Échancrure sciatique.

Fig. 2. Moitié latérale du Bassin d'une femme adulte, vue par sa face interne. Côté gauche.
a,a. Grand et Petit Trous sciatiques limités par les Échancrures et les Ligaments du même nom. *b.* Trou obturateur. *c.* Symphyse du Pubis.

Fig. 3. Même partie d'un homme adulte.

a,a. Grand et Petit Trous sciatiques. *b,b.* Le Trou obturateur. *c.* Symphyse pubienne.

Fig. 4. Même partie d'un Fœtus à terme, chez lequel les trois pièces qui composent l'Os coxal, ne sont pas encore soudées.

PLANCHE XLVI.

Bassin.—Dimension.—Diamètre.—Développement.

Fig. 1. Le Bassin d'une femme de vingt-cinq ans, régulièrement conformé, vu par sa région supérieure.

Fig. 2. Le même Bassin, vu par sa région inférieure.

Fig. 3. Autre Bassin d'une femme adulte, également bien conformé, sur lequel on a mesuré l'étendue des diamètres de son détroit supérieur. La dernière Vertèbre lombaire est restée adhérente au Sacrum.

a. Apophyse épineuse de la dernière Vertèbre lombaire. *b,b.* Ses Apophyses articulaires supérieures. *d.* La face supérieure de son Corps. *c,c.* Ses Apophyses transverses. *e,e.* Partie de la Crête iliaque qui donne attache au ligament iléo-lombaire. *f,f,f,f.* Crêtes iliaques. *g,g.* Épine iliaque antérieure et supérieure. *h,h.* Épine antérieure et inférieure. *i,i.* Éminence iléo-pectinée. *j,j.* Épine du Pubis. *k.* Symphyse pubienne. *l,l.* Tubérosité de l'Ischion. *m,m.* Fosses iliaques internes. *n,o,p.* Diamètre antéro-postérieur, sacro-pubien du détroit supérieur; il s'étend depuis la Symphyse pubienne, jusqu'à l'articulation sacro-lombaire, et offre une étendue de quatre pouces. *q,o,r.q,o,r.* Diamètres obliques longs de quatre pouces six lignes; ils s'étendent depuis l'articulation sacro iliaque d'un côté, jusqu'à la cavité cotyloïde du côté opposé. *s,s.* Diamètre iliaque long de cinq pouces deux lignes; sa direction croise le premier à angle droit. *t,t.* Petite Échancrure sacro-sciatique. *u,u.* Petit Ligament du même nom. *v,v.* Grande Échancrure sciatique.

Fig. 4. Le même Bassin, vu par sa région inférieure, avec la mesure des diamètres du détroit inférieur.

a. Symphyse du Pubis. *b,c,d.* Diamètre antéro-postérieur; il s'étend de l'Arcade pubienne au sommet du Coccyx; son étendue varie de quatre pouces à quatre pouces dix lignes en raison de la mobilité du Coccyx. *f,f.* Diamètre transversal long de quatre pouces; il s'étend d'une tubérosité sciatique à celle du côté opposé. *e.* Apophyses épineuses du Sacrum. *g,g.* Angle du Pubis. *h,h.* Corps du Pubis. *i,i.* Trou sous-pubien. *j,j.* Point de réunion des branches ascendante de l'Ischion et descendante du Pubis. *k,k.* Cavités cotyloïdes. *l,l.* Épine iliaque antérieure et supérieure. *m,m.* Crête iliaque. *n,n.* Épine iliaque postérieure et inférieure. *o,o.* Épine postérieure et supérieure. *p,p.* Parties latérales de la face postérieure du Sacrum.

Fig. 5. Le Bassin d'un Fœtus femelle de huit mois, vu par sa face antérieure. Grandeur naturelle.

a. Le Sacrum. *b.* Le Coccyx. *c.* La Symphyse pubienne. *d,d.* Crête iliaque. *e,e.* Fosses iliaques internes. *f.* Le Pubis. *f.* Cavité cotyloïde. *g.* Trou obturateur. *h,h.* Ischion.

Fig. 6. L'Os iliaque avant sa réunion au Pubis et à l'Ischion pour former l'Os coxal.

a. Fosse iliaque externe. *b.* Partie qui concourt à former la Cavité cotyloïde.

Fig. 7. Le Pubis avant la formation du Coxal.

a. Branche horizontale. *b.* Corps de l'Os. *c.* Branche descendante.

Fig. 8. L'Ischion.

a. Partie qui concourt, avec les deux Os précédents, à former la Cavité cotyloïde. *b.* Corps de l'Os. *c.* Sa Branche ascendante.

PLANCHE XLVII.

Os de l'Épaule.

Fig. 1. La Clavicule du côté gauche, vue par sa face supérieure.
    A. Extrémité externe ou scapulaire. *B.* Extrémité sternale. *C.* Corps de l'Os.
      a. Facette qui s'articule avec l'Acromion. *b.* Facette qui s'articule avec le
    Sternum. *c.* Bord antérieur. *d.* Bord postérieur et Surface raboteuse qui
    donne attache au ligament coraco-claviculaire.
Fig. 2. Le même Os, vu par sa face inférieure.
    A. Extrémité interne. *B.* Extrémité externe. *C.* Corps de l'Os.
      a. Partie ou s'insère le Ligament acromio-claviculaire inférieur. *b,c.* Sur-
    face rugueuse qui donne attache au Ligament coraco-claviculaire.
Fig. 3. La surface que présente l'extrémité interne de la Clavicule pour s'articuler avec
    le Sternum.
Fig. 4. L'Omoplate du côté gauche, vue par sa face antérieure.
    a. Sommet de l'Apophyse coracoïde. *b.* Base de la même Apophyse.
    c. Sommet de l'Apophyse acromion. *d.* Bord externe de la même Apophyse.
    e. Facette que présente l'Acromion pour s'unir à la Clavicule. *f.* Face in-
    férieure de cette Apophyse. *g.* Col de la Cavité glénoïde. *h.* Échancrure
    que présente le bord supérieur de l'Omoplate et qui donne passage à un Nerf.
    i. Angle supérieur de l'Os. *j.* Limites de l'attache du Muscle angulaire
    k. Fosse sous-scapulaire. *l.* Bord postérieur ou interne. *m.* Angle infé-
    rieur de l'Omoplate. *p.* Extrémité inférieure de la Cavité glénoïde, au-dessous
    de laquelle s'insère la longue portion du Triceps brachial.
Fig. 5. Le même Os, vu par sa face postérieure.
    a. Sommet de l'Acromion. *b.* Face supérieure de cette Apophyse. *c.* Apo-
    physe coracoïde. *d.* Cavité glénoïde. *e.* Son Col. *f.* Angle supérieur de
    l'Os. *g.* Bord supérieur de l'Épine. *h.* Épine de l'Omoplate. *i.* Face in-
    férieure de l'Épine. *j.* Fosse sus-épineuse. *k.* Surface rugueuse où s'insère
    le Muscle angulaire. *l.* Fosse sous-épineuse. *m.* Bord postérieur ou Base
    de l'Omoplate. *n.* Son Angle inférieur.
Fig. 6. Le même Os, vu par son bord externe.
    a. Apophyse coracoïde. *b.* Angle supérieur de l'Os. *c.* Apophyse acro-
    mion. *d.* Cavité glénoïde. *e.* Bord antérieur de l'Épine. *f.* Face infé-
    rieure de la même Apophyse. *g.* Bord externe de l'Os. *h.* Fosse sous-épi-
    neuse. *i.* Angle inférieur.

PLANCHE XLVIII.

Humérus et Radius.

Fig. 1. Humérus du côté droit, vu par sa partie antérieure.
    A. Extrémité supérieure. *B.* Partie moyenne ou Corps. *C.* Extrémité in-
    férieure.
      a. Surface articulaire de la Tête. *b.* Le Col. *c.* Grosse Tubérosité.
    d. La petite Tubérosité. *e.* Coulisse bicipitale. *f.* Empreinte deltoï-
    dienne. *g.* Épitrochlée ou Tubérosité interne. *h.* Épicondyle ou Tubé-
    rosité externe. *i.* Poulie qui s'articule avec le Cubitus. *j.* Saillie qui sépare
    la poulie de la petite tête. *k.* Petite Tête qui s'articule avec le Radius.
Fig. 2. Le même, vu par sa face postérieure.
    a. La Tête. *b.* Le Col. *c.* La grosse Tubérosité. *d.* Gouttière oblique
    qui loge le nerf radial. *e.* Épitrochlée. *f.* Épicondyle. *g.* Surface arti-
    culaire. *h.* Cavité olécrânienne.
Fig. 3. Le même, vu par son extrémité supérieure.
    a. La Tête. *b.* Grosse Tubérosité, *c.* Petite Tubérosité. *e.* Coulisse
    bicipitale. *f,f.* Le Col.

Fig. 4. Le même, vu par son extrémité inférieure.

    a. Partie de la Surface articulaire, reçue dans la grande Cavité sigmoïde du Cubitus. *b*. Petite Tête. *c*. Saillie recouverte de cartilages, reçue entre le Radius et le Cubitus. *d*. Condyle ou Tubérosité interne. *e*. Condyle externe.

Fig. 5. Radius droit, vu par sa face antérieure.

    A. Extrémité supérieure. *B*. Partie moyenne. *C*. Extrémité inférieure.

    a. Cavité articulaire qui reçoit la petite Tête de l'Humérus. *b*. Surface articulaire qui s'unit à la petite Cavité sigmoïde du Cubitus. *c*. Col du Radius. *d*. Tubérosité bicipitale. *e*. Conduit nourricier principal. *f*. Bord antérieur. *g*. Bord interne. *h*. Gouttière dans laquelle glissent des tendons. *i*. Apophyse styloïde. *j*. Cavité articulaire inférieure. *k*. Cavité qui s'articule avec l'extrémité inférieure du Cubitus.

Fig. 6. Le même, vu par sa face postérieure.

    a. Cavité articulaire supérieure. *b,b*. Circonférence lisse qui s'articule avec le Cubitus et avec le Ligament annulaire. *c*. Le Col. *d*. Eminence bicipitale. *e*. Bord postérieur. *f*. Bord interne. *g*. Apophyse styloïde. *h*. Cavité qui reçoit le côté externe de la tête du Cubitus. *i*. Gouttière interne du côté postérieur de l'extrémité inférieure, donnant passage au tendon de l'extenseur propre de l'indicateur. *j*. Autre Gouttière qui loge l'extenseur propre du pouce et l'extenseur commun. *k*. Gouttière qui loge les Radiaux externes, *l*. Seconde Gouttière latérale qui loge le long abducteur et le court extenseur du pouce.

Fig. 7. Le même Os, vu par son extrémité supérieure.

    a. Cavité articulaire. *b,b*. Circonférence de cette Cavité.

Fig. 8. Le même, vu par son extrémité inférieure.

    a. Surface qui s'articule avec le Scaphoïde. *b*. Autre surface qui s'articule avec le Semi-lunaire. *c*. Saillie qui sépare ces deux surfaces. *d*. Cavité qui reçoit le Cubitus. *e*. Apophyse styloïde. *f*. Face antérieure. *g*. Face postérieure.

Fig. 9. Humérus d'un Fœtus à terme.

    a. Extrémité supérieure. *b*. Extrémité inférieure.

Fig. 10. Radius d'un Fœtus à terme.

    a. Extrémité supérieure. *b*. Extrémité inférieure.

PLANCHE XLIX.

Cubitus.

Fig. 1. Cubitus du côté droit, vu par sa face interne.

    A. Extrémité supérieure. *B*. Extrémité inférieure.

    a. Apophyse olécrâne. *b*. Apophyse coronoïde. *c*. Grande cavité sigmoïde. *d*. Face interne, *e*. Bord postérieur. *f*. Bord antérieur. *g*. Partie de la Tête qui s'articule avec le Radius. *h*. Tête du Cubitus. *i*. Apophyse styloïde.

Fig 2. Le même Os, vu par sa face antérieure.

    a, Olécrâne. *b*. Apophyse coronoïde. *c*. Grande Cavité sigmoïde. *d*. Petite Cavité sigmoïde. *e*. Face antérieure. *f*. Bord externe. *g*. Conduit nourricier. *h*. Face antérieure. *i*. Surface du pourtour de la Tête qui s'articule avec le Radius. *j*. Apophyse styloïde.

Fig. 3. Le même, vu par sa face postérieure.

    a. Olécrâne. *b*. Apophyse coronoïde. *c*. Grande Cavité sigmoïde. *d*. Petite Cavité sigmoïde. *e*. Portion de la face antérieure. *f*. Face postérieure. *g*. Bord postérieur. *h*. Bord antérieur. *i*. Apophyse styloïde. *j*. Tête de l'Os.

Fig. 4. Le même Os, vu par son extrémité supérieure.

    a. Olécrâne. *b.* Apophyse coronoïde. *c.* Grande cavité sigmoïde. *d.* Petite Cavité sigmoïde.

Fig. 5. Le même, vu par son extrémité inférieure.

    a. Tête. *b.* Apophyse styloïde. *c.* Enfoncement raboteux où s'attache le sommet du ligament triangulaire.

PLANCHE L.

Les Os du Carpe.

Fig. 1. Le Scaphoïde, vu par sa face antérieure.

    a. Face supérieure. *b,c.* Face interne. *d,d.* Face inférieure. *e.* Face externe.

Fig. 2. Le même Os, vu par sa face postérieure.

    a. Face supérieure. *b.* Face inférieure. *c.* Face externe. *d.* Face interne.

Fig. 3. Le même Os, vu par sa face supérieure.

    a. Face supérieure. *b.* Face externe. *c.* Face antérieure. *d.* Face postérieure.

Fig. 4. Le même Os, vu par sa face interne.

    a. Face supérieure. *b,c.* Face postérieure. *d.* Face interne. *e.* Face inférieure. *f.* Face antérieure.

Fig. 5. Le Semi-Lunaire, vu par sa face antérieure

    a. Face supérieure. *b.* Face inférieure. *c.* Face antérieure. *d,d.* Faces externe et interne.

Fig. 6. Le même Os, vu par sa face postérieure.

    a. Face supérieure. *b.* Face inférieure. *c.* Face interne. *d.* Face externe. *e.* Face postérieure.

Fig. 7. Le même Os, vu par ses faces interne et supérieure.

    a. Face supérieure. *b.* Face interne. *c.* Face antérieure. *d.* Face postérieure.

Fig. 8. Le même Os, vu par ses faces inférieure et interne.

    a. Face antérieure. *b.* Face inférieure. *c.* Face interne. *d.* Face postérieure.

Fig. 9. Le pyramidal, vu par sa face antérieure.

    a. Face supérieure. *b.* Partie rugueuse de la face antérieure. *c.* Facette articulaire de la même région. *d.* Face interne. *e.* Face externe.

Fig. 10. Le même Os, vu par sa face postérieure.

    a, Face interne. *b.* Face supérieure. *c.* Face postérieure. *d.* Face externe. *e.* Face inférieure.

Fig. 11. Le même Os, vu par sa face externe.

    a. Face supérieure. *b.* Face inférieure. *c.* Face antérieure. *d.* Face postérieure. *e.* Face externe.

Fig. 12. Le même Os, vu par sa face inférieure.

    a. Face inférieure. *b.* Face externe. *c.* Face antérieure. *d.* Face postérieure. *e.* Face interne.

Fig. 13. Le Pisiforme, vu par sa face antérieure.

    a. Partie supérieure. *b.* Partie inférieure. *c.* Partie interne. *d.* Partie externe. *e.* Face antérieure.

Fig. 14. Le même Os, vu par sa face postérieure.

    a. Partie supérieure. *b.* Partie inférieure. *c.* Partie externe. *d.* Partie interne. *e.* Face postérieure.

Fig. 15. Le même Os, vu par sa face externe.

    a. Face supérieure. *b.* Face inférieure. *c.* Face antérieure. *d,* Face postérieure. *e.* Face externe.

Fig. 16. Le même Os, vu par sa face interne.

  a. Partie supérieure. *b*. Partie inférieure. *c*. Face antérieure. *d*. Face postérieure.

Fig. 17. Le Trapèze, vu par sa face antérieure.

  a. Face supérieure. *b*. Face interne. *c*. Facette articulaire qui se trouve au point de réunion de la face précédente. *d*. Face inférieure et de la *c*. Face externe. *f*. Face antérieure.

Fig. 18. Le même Os, vu par sa face postérieure.

  a. Face supérieure. *b*. Face postérieure. *c*. Face inférieure. *d*. Face interne. *e*. Face externe.

Fig. 19. Le même Os, vu par ses faces supérieure et interne.

  a. Face supérieure. *b*. Face interne. *c*. Face externe. *d,d*. Faces antérieure et postérieure.

Fig. 20. Le même Os, vu par sa face inférieure.

  a. Face inférieure. *b*. Face externe. *c*. Face antérieure. *d*. Face interne. *e*. Face postérieure.

Fig. 21. Le Trapézoïde, vu par sa face supérieure.

  a. Face supérieure. *b*. Face externe. *c*. Face antérieure. *d*. Face postérieure. *e*. Face interne. *f*. Tubercule postérieur.

Fig. 22. Le même Os, vu par sa face externe.

  a. Face supérieure. *b*. Face inférieure. *c*. Face antérieure. *d*. Face externe. *e*. Face postérieure.

Fig. 23. Le même Os, vu par sa face postérieure.

  a. Face supérieure. *b*. Face externe. *c*. Face interne. *d*. Face postérieure.

Fig. 24. Le même Os, vu par sa face inférieure.

  a. Face externe. *b*. Face inférieure. *c*. Face interne. *d*. Face postérieure. *e*. Face antérieure.

Fig. 25. Le grand Os, vu par sa face antérieure.

  a. Face supérieure. *b*. Face inférieure. *c*. Face antérieure. *d*. Face externe. *e*. Face interne.

Fig. 26. Le même Os, vu par sa face interne.

  a. Face supérieure. *b*. Face inférieure. *c*. Facette articulaire du bord inférieur et externe de l'Os. *d*. Face antérieure. *d'*. Face interne.

Fig. 27. Le même Os, vu par sa face externe.

  a. Face supérieure. *b*. Face inférieure. *c*. Face antérieure. *d*. Face externe. *e*. Face postérieure.

Fig. 28. Le même Os, vu par sa face inférieure.

  a. Face antérieure. *b*. Face postérieure. *c*. Face externe. *e*. Face interne.

Fig. 29. L'Os crochu, vu par sa face postérieure.

Fig. 30. Le même Os, vu par sa face interne.

  a. Face supérieure. *b*. Face interne. *d*. Face postérieure. *f*. Face antérieure. *e*. Apophyse de l'Os. *g*. Face inférieure.

Fig. 31. Le même Os, vu par sa face externe.

Fig. 32. Le même Os, vu par sa face inférieure.

  a. Son Apophyse. *b*. Sa face postérieure. *c*. Face externe. *d*. Face interne. *e*. Face antérieure.

PLANCHE LI.

Os du Métacarpe et des Doigts.

Fig. 1. Le premier Os du métacarpe de la main droite, vu par sa face antérieure.

a. Extrémité supérieure.   *b.* Extrémité inférieure.   *c.* Face antérieure. *d.* Face externe.   *e.* Face interne.

Fig. 2. Le même Os, vu par sa face postérieure.
     a. Extrémité supérieure.   *b.* Extrémité inférieure.   *d.* Face externe. *c.* Face postérieure.   *e.* Face interne.

Fig. 3. Le même Os, vu de profil par sa face externe.
     a. Extrémité supérieure.   *b.* Extrémité inférieure.   *c.* Face externe. *d.* Face antérieure.   *e.* Face postérieure.

Fig. 1'. Le même Os, vu par son extrémité supérieure.
     a. Face articulaire supérieure.   *b.* Côté postérieur.   *c.* Côté externe. *d.* Côté interne.   *e.* Côté antérieur.

Fig. 2'. Le même Os, vu par son extrémité inférieure ou tête.
     a. Extrémité inférieure.   *b.* Côté antérieur.   *c.* Côté interne.   *d.* Côté externe.   *e.* Côté postérieur.

Fig. 4. Le second métacarpien, vu par sa face antérieure.
     a. Extrémité supérieure.   *b.* Extrémité inférieure.   *c.* Face antérieure. *d.* Face externe.   *e.* Face interne.

Fig. 5. Le même Os, vu par sa face postérieure.
     a. Extrémité supérieure.   *b.* Extrémité inférieure.   *c.* Face postérieure. *d.* Face interne.   *e.* Face externe.

Fig. 6. Le même, vu par sa face externe.
     a. Extrémité supérieure.   *b.* Extrémité inférieure.   *c.* Face externe. *d.* Face antérieure.   *e.* Face postérieure.

Fig. 7. Le même Os, vu par son extrémité supérieure.
     a. Double facette articulaire.   *b.* Côté postérieur.   *c.* Côté antérieur. *d.* Côté externe.   *e.* Côté interne.

Fig. 8. Le même, vu par son extrémité inférieure.
     a. Tête ou Condyle de l'Os.   *b.* Côté interne.   *c.* Côté antérieur. *d.* Côté postérieur.   *e.* Côté externe.

Fig. 9. Le troisième Os du Métacarpe de la même main, vu par sa face antérieure.
     a. Extrémité supérieure.   *b.* Extrémité inférieure.   *c.* Face antérieure. *d.* Face externe.   *e.* Face interne.

Fig. 10. Le même Os, vu par sa face postérieure.
     a. Extrémité supérieure.   *b.* Extrémité inférieure.   *c.* Face postérieure. *d.* Face interne.   *e.* Face externe.

Fig. 11. Le même, vu par sa face externe.
     a. Extrémité supérieure.   *b.* Extrémité inférieure.   *c.* Face externe. *d.* Face antérieure.   *e.* Face postérieure.

Fig. 12. Le même Os, vu par son extrémité supérieure.
     a. Surface articulaire   *b.* Côté externe.   *c.* Côté interne.   *d.* Côté antérieur.   *e.* Côté postérieur.

Fig. 13. Le même, vu par son extrémité inférieure.
     a. Surface convexe et articulaire de la tête   *b.* Côté postérieur.   *c.* Côté interne.   *d.* Côté antérieur.   *e.* Côté externe.

Fig. 14. Le quatrième Métacarpien, vu par sa face antérieure.
     a. Extrémité supérieure.   *b.* Extrémité inférieure.   *c.* Face antérieure. *d.* Face externe.   *e.* Face interne.

Fig. 15. Le même Os, vu par sa face postérieure.
     a. Extrémité supérieure.   *b.* Extrémité inférieure.   *c.* Face postérieure. *d.* Face interne.   *e.* Face externe.

Fig. 16. Le même Os, vu par sa face externe.
     b. Extrémité supérieure.   *b.* Extrémité inférieure.   *c.* Face externe. *d.* Face antérieure.   *e.* Face postérieure.

Fig. 17. Le même Os, vu par sa face interne.

a. Extrémité supérieure.   *b.* Extrémité inférieure.   *c.* Face interne.

d. Face postérieure.   *e.* Face antérieure.

Fig. 18. Le même, vu par son extrémité supérieure.

     a. Côté postérieur.   *b.* Côté externe.   *d.* Côté interne.   *e.* Côté antérieur.

Fig. 19. Le même, vu par son extrémité inférieure.

     a. Surface articulaire.   *b.* Côté antérieur.   *c.* Côté interne.   *d.* Côté externe.   *e.* Côté postérieur.

Fig. 20. Le cinquième Os du métacarpe, vu par sa face antérieure.

     a. Extrémité supérieure.   *b.* Extrémité inférieure.   *c.* Face antérieure.   *d.* Face externe.   *e.* Face interne.

Fig. 21. Le même Os, vu par sa face postérieure.

     a. Extrémité supérieure.   *b.* Extrémité inférieure.   *c.* Face postérieure.   *d.* Face interne.   *e.* Face externe.

Fig. 22. Le même, vu par sa face externe.

     a. Extrémité supérieure.   *b.* Extrémité inférieure.   *c.* Face externe.   *d.* Face antérieure.   *e.* Face postérieure.

Fig. 23. Le même Os, vu par son extrémité inférieure.

     a. Surface articulaire.   *b.* Côté antérieur.   *c.* Côté postérieur.   *d.* Côté externe.   *e.* Côté interne.

Fig. 24. Le même, vu par son extrémité supérieure.

     a. Surface articulaire.   *b.* Côté postérieur.   *c.* Côté interne.   *d.* Côté externe.

Fig. 25. La première Phalange du Doigt médius de la même main, vue par sa face antérieure.

     a. Extrémité supérieure.   *b.* Extrémité inférieure.   *c.* Face antérieure.   *d.* Côté externe.   *e.* Côté interne.

Fig. 26. Le même Os, vu par sa face postérieure.

     a. Extrémité supérieure.   *b.* Extrémité inférieure.   *c.* Face postérieure.   *d.* Côté interne.   *e.* Côté externe.

Fig. 27. Le même, vu par son côté externe.

     a. Extrémité supérieure.   *b.* Extrémité inférieure.   *c.* Côté externe.   *d.* Face antérieure.   *e.* Face postérieure.

Fig. 28. La même Phalange, vue par son extrémité inférieure ou tête.

     a. Les Condyles.   *b.* Côté postérieur.   *c.* Côté antérieur.   *d.* Côté interne.   *e.* Côté externe.

Fig. 29. La même, vue par son extrémité supérieure.

     a. Surface articulaire.   *b.* Côté postérieur.   *c.* Côté antérieur.   *d.* Côté externe.   *e.* Côté interne.

Fig. 30. La seconde Phalange du même Doigt, vue par sa face antérieure.

     a. Extrémité supérieure.   *b.* Extrémité inférieure.   *c.* Face antérieure.   *d.* Côté externe.   *e.* Côté interne.

Fig. 31. La même, vue par sa face postérieure.

     a. Extrémité supérieure.   *b.* Extrémité inférieure.   *c.* Face postérieure.   *d.* Côté interne.   *e.* Côté externe.

Fig. 32. La même, vue par son côté externe.

     a. Extrémité supérieure.   *b.* Extrémité inférieure.   *c.* Côté externe.   *d.* Face antérieure.   *e.* Face postérieure.

Fig. 33. La même Phalange, vue par son extrémité supérieure.

     a. Surface articulaire.   *b.* Côté postérieur.   *c.* Côté interne.   *d.* Côté externe.   *e.* Côté antérieur.

Fig. 34. La même, vue par son extrémité inférieure.

     a. Les Condyles.   *b.* Côté antérieur.   *c.* Côté interne.   *d.* Côté externe.   *e.* Côté postérieur.

Fig. 35. La troisième Phalange du même Doigt, vue par sa face antérieure.

a. Extrémité supérieure.   *b.* Extrémité inférieure.   *c.* Face antérieure. *d.* Côté externe.   *e.* Côté interne.

Fig. 36. La même, vue par sa face postérieure.

    a. Extrémité supérieure.   *b.* Extrémité inférieure ou unguéale.   *c.* Face postérieure.   *d.* Côté interne.   *e.* Côté externe.

Fig. 37. La même, vue par son côté externe.

    a. Extrémité supérieure.   *b.* Extrémité inférieure.   *c.* Côté externe. *d.* Face antérieure.   *e.* Face postérieure.

Fig. 38. La même, vue par son extrémité supérieure.

    a. Surface articulaire.   *b.* Côté postérieur.   *c.* Côté externe.   *d.* Côté interne.   *e.* Côté antérieur.

Fig. 39. L'un des Os sésamoïdes de l'articulation métacarpo-phalangienne du pouce, vu par sa face libre.

Fig. 40. Le même Os, vu par sa face articulaire.

PLANCHE LII.

Ensemble des Os de la main. — Fémur.

Fig. 1. La Main droite d'un homme de trente ans, vue par sa face dorsale ou postérieure.

    a. L'Os scaphoïde.   *b,* Le Semi-Lunaire.   *c.* Le Pyramidal.   *d.* Le Pisiforme.   *e.* Le Trapèze.   *f.* Le Trapézoïde.   *g.* Le grand Os.   *h.* L'Os crochu. *i.* Premier Métacarpien.   *j.* Second Métacarpien.   *k,l,m.* Troisième, quatrième et cinquième Métacarpiens.   *n.* Première Phalange du Pouce. *o,o,o,o.* Premières Phalanges des quatre derniers Doigts.   *p,p,p,p.* Secondes Phalanges des mêmes Doigts.   *q.* Seconde et dernière Phalanges du Pouce. *r.* Dernière Phalange du Doigt indicateur.   *s.* Dernière phalange du Médius. *t.* Même Phalange de l'Annulaire.   *u.* Même Phalange de l'Auriculaire.

Fig. 2. La même Main, vue par sa face antérieure ou palmaire.

    a. L'Os scaphoïde.   *b.* Le Semi-Lunaire.   *c.* Le Pyramidal.   *d.* Le Pisiforme.   *e.* Le Trapèze.   *f.* Le Trapézoïde.   *g.* Le grand Os.   *h.* L'Os crochu. *i,j,k,l,m.* Premier, deuxième, troisième, quatrième et cinquième Métacarpiens.   *n.* Première Phalange du Pouce. *o,o,o,o.* Premières Phalanges des quatre derniers Doigts.   *p.p,p,p.* Secondes Phalanges des mêmes Doigts. *q.* Dernière Phalange du Doigt indicateur.   *r.* Troisième et dernière Phalange du Médius.   *s.* Troisième Phalange de l'Annulaire.   *t.* Troisième Phalange de l'Auriculaire.

Fig. 3. Le Fémur du côté droit, vu par sa face antérieure.

    A. Extrémité supérieure.   *B.* Partie moyenne ou Corps.   *C.* Extrémité inférieure.

    a. Tête de l'Os.   *b.* Cavité supérieure située au sommet de la Tête.   *c.* Col de l'Os.   *g.g.* Ligne au niveau de laquelle finit le Cartilage d'incrustation de la Tête de l'Os.   *d.* Grand Trochanter.   *e.* Cavité digitale de cette Apophyse. *f.* Petit Trochanter.   *h.* Tubérosité de la face interne du Condyle interne. *i.* Tubérosité de la face externe du Condyle externe.   *j.* Condyle externe. *k.* Condyle interne.   *l.* Surface articulaire concave qui sépare les deux Condyles.

PLANCHE LIII.

Os de la Cuisse. — Fémurs et Rotule.

Fig 1. Fémur du côté droit, vu par sa face postérieure.

    A. Extrémité supérieure.   *B.* Extrémité inférieure.

    a. La Tête.   *b,b.* Ligne qui termine sa surface cartilagineuse.   *c.* Le Col. *d.* Le grand Trochanter.   *e.* Le petit Trochanter.   *f.* Face interne du Corps.

g. Face externe. *h.* Ligne âpre. *i.* Conduit nutricier. *j.* Surface triangulaire comprise entre les deux lignes provenant de la bifurcation inférieure de la ligne âpre. *k.* Bord interne. *l.* Bord externe. *m.* Tubérosité interne. *n.* Tubérosité externe. *o.* Condyle interne. *p.* Condyle externe. *q.* Gouttière qui les sépare.

Fig. 2. Le même Os, vu par son extrémité supérieure.
    a. La Tête. *b.* Cavité qui donne attache au Ligament rond. *c.* Le Col. *d.* Le grand Trochanter. *e.* Cavité digitale du grand Trochanter.

Fig. 3. Le même, vu par son extrémité inférieure.
    a. Condyle interne. *b.* Condyle externe. *c.* Surface articulaire qui reçoit la Rotule. *d.* Tubérosité interne. *e.* Tubérosité externe.

Fig. 4. Rotule du côté droit, vue par sa face antérieure.
    a. Face antérieure. *b.* Base de l'Os. *c.* Sommet ou partie inférieure. *d.* Bord externe. *e.* Bord interne.

Fig. 5. Le même Os, vu par sa face postérieure.
    a. Facette qui s'articule avec le Condyle externe du Fémur. *b.* Facette qui s'articule avec le Condyle interne. *c.* Bord mousse qui sépare les Facettes précédentes. *d.* Sommet de l'Os. *e.* Sa Base.

Fig. 6. Le même, vu de profil par son bord interne.
    a. Face antérieure. *b.* Face postérieure. *c.* Base. *d.* Sommet.

PLANCHE LIV.

Os de la Jambe.

Fig. 1. Tibia du côté droit, vu par sa partie antérieure.
    A. Extrémité supérieure. *B.* Extrémité inférieure.
    a. Epine du Tibia. *b.* Surface articulaire externe. *c.* Surface articulaire interne. *d.* Tubérosité interne. *e.* Tubérosité externe. *f.* Tubercule sur lequel s'insère le Ligament rotulien. *g.* Bord externe du corps de l'Os. *h.* Bord interne. *i.* Bord antérieur. *j.* Face externe. *k.* Face interne. *l.* Surface articulaire inférieure. *m.* Malléole interne. *n.* Surface qui s'articule avec le Péroné.

Fig. 2. Le même Os, vu par sa face postérieure.
    a. L'Épine. *b.* Surface articulaire interne. *c.* Surface externe. *d.* Tubérosité interne. *e.* Tubérosité externe. *f.* Surface qui s'articule avec le Péroné. *g.* Ligne oblique qui traverse la face postérieure. *h.* Conduit nutricier. *i.* Bord interne. *j.* Bord externe. *k.* Malléole interne. *l.* Surface articulaire inférieure. *m.* Autre surface articulaire qui reçoit l'extrémité inférieure du Péroné.

Fig. 3. Le même Os, vu par son extrémité supérieure.
    a. Côté postérieur. *b.* Côté antérieur. *c.* Epine du Tibia. *d,d.* Empreintes raboteuses où s'attachent les Ligaments croisés et les Cartilages semilunaires. *e.* Surface articulaire externe. *f.* Surface interne.

Fig. 4. Le même, vu par son extrémité inférieure.
    a. Côté antérieur. *b.* Côté postérieur. *c.* Surface articulaire inférieure. *d.* Face externe et articulaire de la Malléole interne. *e.* Côté interne. *f.* Cavité articulaire creusée sur le côté externe.

Fig. 5. Péroné du côté droit, vu par sa partie antérieure.
    A. Extrémité supérieure. *B.* Extrémité inférieure.
    a. Sommet de l'extrémité supérieure qui donne attache au Ligament latéral externe de l'articulation. *b.* Surface articulaire qui s'unit au Tibia. *c.* Face externe. *d.* Face interne. *e.* Bord antérieur. *f.* Bord externe. *g.* Bord interne. *h.* Surface qui s'unit au Tibia. *i.* Autre Surface articulaire qui s'unit à l'Astragale. *j.* Malléole externe.

Fig. 6. Le même Os, vu par sa face postérieure.
  a. Extrémité supérieure. *b*. Face postérieure sur laquelle on voit le Conduit nourricier. *c*. Bord interne. *d*. Bord externe. *e*. Partie inférieure de la face externe. *f*. Malléole externe. *g*. Surface reçue par le Tibia. *h*. Surface qui s'articule avec l'Astragale.

PLANCHE LV.

Calcanéum et Astragale du même Pied.

Fig. 1. Calcanéum du côté droit, vu par sa face supérieure.
  a. Extrémité postérieure. *b*. Extrémité antérieure. *c*. Face interne. *d*. Face externe. *e*. Surfaces qui s'articulent avec l'Astragale. *f*. Rainure profonde qui sépare ces Surfaces. *g*. Petite Apophyse du Calcanéum. *h,h* Sa grande Apophyse.

Fig. 2. Le même Os, vu par sa face inférieure.
  a. Extrémité postérieure. *b*. Extrémité antérieure. *c*. Voûte du Calcanéum. *d*. Face externe. *e*. Surface qui s'articule avec le Cuboïde. *f*. Petite Apophyse. *g,g*. Grande Apophyse.

Fig. 3. Le même Os, vu par sa face interne.
  a. Extrémité postérieure. *b*. Extrémité antérieure. *c*. Face supérieure. *d*. Face inférieure. *e,e*. Surfaces qui s'articulent avec l'Astragale. *f*. Surfaces qui s'articulent avec le Cuboïde. *g*. Petite Apophyse. *h,h*. Grande Apophyse.

Fig. 4. Le même Os, vu par sa face externe.
  a. Extrémité postérieure. *b*. Extrémité antérieure. *c*. Face supérieure. *d*. Face inférieure. *e*. Point où s'attache le Tendon d'Achille. .

Fig. 5. Astragale du côté droit, vu par sa face supérieure.
  a. Extrémité postérieure. *b*. Extrémité antérieure ou Tête. *c*. Face interne. *d*. Face externe. *e,e*. Col de l'Astragale. *f*. Surface articulaire supérieure. *g*. Surface articulaire externe. *h*. Surface interne.

Fig. 6. Le même Os, vu par sa face inférieure.
  a. Extrémité postérieure. *b*. Extrémité antérieure. *c*. Face interne. *d*. Face externe. *e,e*. Surfaces qui s'articulent avec le Calcanéum. *f*. Enfoncement raboteux qui les sépare. *g*. Partie inférieure de la Tête.

Fig. 7. Le même Os, vu par son côté interne.
  a. Extrémité postérieure. *b*. Extrémité antérieure. *c*. Face supérieure. *d*. Face inférieure, *e*. Face interne. *f*. Surface articulaire interne qui se continue avec la surface supérieure.

Fig. 8. Le même Os, vu par son côté externe.
  a. Extrémité postérieure. *b*. Extrémité antérieure. *c*. Face supérieure. *d*. Face inférieure. *e*. Face externe, dont une partie lisse qui s'articule avec le Péroné.

PLANCHE LVI.

Scaphoïde. — Cuboïde. — Les trois Cunéiformes et le premier Métatarsien.

La lettre *a* indiquera pour les Os du Tarse, la face postérieure; le *b*, La face antérieure; le *c*, la face ou extrémité supérieure; le *d*, la face ou extrémité inférieure; l'*e* la Face externe; l'*f* la face interne.

Fig. 1. Scaphoïde du Pied droit, vu par sa face supérieure.

Fig. 2. Même Os, vu par sa face inférieure.

Fig. 3. Même Os, vu par sa face antérieure.
Fig. 4. Même Os, vu par sa face postérieure.
Fig. 5. Cuboïde du Pied droit, vu par sa face supérieure. g. coulisse d'un tendon.
Fig. 6. Même Os, vu par sa face inférieure.
Fig. 7. Même Os, vu par sa face antérieure.
Fig. 8. Même Os, vu par sa face postérieure.
Fig. 9. Même Os, vu par sa face interne.
Fig. 10. Premier Cunéiforme du Pied droit, vu par sa face supérieure.
Fig. 11. Même Os, vu par sa face externe.
Fig. 12. Même Os, vu par sa face antérieure.
Fig. 13. Même Os, vu par sa face postérieure.
Fig. 14. Second Cunéiforme du Pied droit, vu par sa face supérieure.
Fig. 15. Même Os, vu par sa face inférieure.
Fig. 16. Même Os, vu par sa face externe.
Fig. 17. Même Os, vu par sa face interne.
Fig. 18. Même Os, vu par sa face antérieure.
Fig. 19. Même Os, vu par sa face postérieure.
Fig. 20. Troisième Cunéiforme du Pied droit, vu par sa face supérieure,
Fig. 21. Même Os, vu par sa face inférieure.
Fig. 22. Même Os, vu par sa face externe.
Fig. 23. Même Os, vu par sa face interne.
Fig. 24. Même Os, vu par sa face antérieure.
Fig. 25. Même Os, vu par sa face postérieure.
Fig. 26. Premier Os du Métatarse, vu par sa face supérieure.
　　　　a. Extrémité postérieure. b. L'antérieure. c. Face interne.

PLANCHE LVII.

Os du Métatarse.

Fig. 1. Le premier Os du Métatarse du Pied droit d'un homme adulte, vu par sa face externe.
　　　　a. Extrémité postérieure. b. Extrémité antérieure. c. Face externe.
　　　　d. Face inférieure. e. Face supérieure.
Fig. 2. Le même Os, vu par sa face supérieure et un peu par sa face inférieure.
　　　　a. Extrémité postérieure. b. Extrémité antérieure. c. Face supérieure.
Fig. 3. Le même Os, vu par sa face inférieure.
　　　　a. Extrémité postérieure. b. Extrémité antérieure. c. Face inférieure.
Fig. 4. Le Même Os, vu par son extrémité postérieure.
　　　　a. Cavité articulaire. b. Côté externe. c. Côté inférieur. d. Côté interne. e. Côté supérieur.
Fig. 5. Le même, vu par son extrémité antérieure.
　　　　a. Tête de l'Os. b. Côté interne. c. Côté inférieur. d. Côté supérieur. e. Côté externe.
Fig. 6. Le second Métatarsien du même Pied, vu par sa face supérieure.
　　　　a. Extrémité postérieure. b. Extrémité antérieure. c. Face supérieure.
Fig. 7. Le même Os, vu par sa face inférieure.
　　　　a. Extrémité postérieure. b. Extrémité antérieure. c. Face inférieure.
Fig. 8. Le même Os, vu par sa face externe.
Fig. 9. Le même, vu pas sa face interne.
Fig. 10. Le même, vu par son extrémité postérieure.
　　　　a. Surface articulaire. b. Côté supérieur. c. Côté inférieur. d. Côté interne. e. Côté externe.

Fig. 11. Le même Os, vu par son extrémité antérieure.
 a. Surface articulaire de la Tête. *b.* Côté externe. *c.* Côté interne.
 d. Côté supérieur. *e.* Côté inférieur.

Fig. 12. Le troisième Métatarsien, vu par sa face externe.
 a. Extrémité postérieure. *b.* Extrémité antérieure (les mêmes lettres indiquent les parties semblables dans les trois figures qui suivent). *c.* Face externe.

Fig. 15. Le même Os, vu par sa face interne.

Fig. 16. Le même, vu par sa face inférieure.

Fig. 17. Le même, vu par sa face supérieure.

Fig. 13. Le même Os, vu par son extrémité postérieure.
 a. Cavité articulaire. *b.* Côté supérieur. *c.* Côté inférieur. *d.* Côté interne. *e.* Côté externe.

Fig. 14. Le même Os, vu par son extrémité antérieure.
 a. Surface convexe articulaire. *b.* Côté supérieur. *c.* Côté inférieur. *d.* Côté interne. *e.* Côté externe.

PLANCHE LVIII.

Os du Métatarse. — Phalanges des Orteils.

Dans toutes les figures de cette planche qui représentent les Métatarsiens et les Phalanges des Orteils, par une de leurs faces ou côtés, la lettre *a* indique l'extrémité postérieure de l'Os; le *b*, l'extrémité antérieure, et le *c*, la face par laquelle l'Os est représenté.

Fig. 1. Le quatrième Os du Métatarse du Pied droit, vu par sa face supérieure.

Fig. 2. Le même Os, vu par sa face inférieure.

Fig. 3. Le même, vu par sa face interne.

Fig. 4. Le même, vu par sa face externe.

Fig. 5. Le même Os, vu par son extrémité postérieure.
 a. Surface articulaire. *b.* Côté interne. *c.* Côté supérieur. *d.* Côté externe. *e.* Côté inférieur.

Fig. 6. Le même, vu par son extrémité antérieure.
 a. Surface articulaire. *b.* Côté supérieur. *c* Côté inférieur. *d.* Côté externe. *e.* Côté interne.

Fig. 7. Le cinquième Métasarsien, vu par sa face supérieure.

Fig. 8. Le même Os, vu par sa face inférieure.

Fig. 9. Le même, vu par sa face interne.

Fig. 10. Le même, vu par sa face externe.

Fig. 11. Le même Os, vu par son extrémité postérieure.
 a. Surface articulaire. *b.* Côté interne. *c.* Côté supérieur. *d.* Côté externe. *e.* Côté inférieur.

Fig. 12. Le même Os, vu par son extrémité antérieure.
 a. Tête de l'Os. *b.* Côté supérieur. *c.* Côté externe *d.* Côté interne. *e.* Côté inférieur.

Fig. 13. La première Phalange du gros Orteil du même Pied, vue par sa face supérieure.

Fig. 14. La même, vue par sa face inférieure.

Fig. 15. La même, vue par son bord interne.

Fig. 16. La même, vue par son bord externe.

Fig. 17. La même, vue par son extrémité antérieure.
 a. Tête ou Condyle de la phalange. *b.* Côté inférieur. *c.* Côté externe. *d.* Côté interne. *e.* Côté supérieur.

Fig. 19. La seconde Phalange du gros Orteil, vue par sa face supérieure.
Fig. 20. Le même Os, vu par sa face inférieure.
Fig. 21. Le même, vu par son bord interne.
Fig. 22. Le même, vu par son bord externe.
Fig. 23. Le même Os, vu par son extrémité postérieure.
Fig. 24. La première Phalange du second Orteil, vue par sa face supérieure.
Fig. 25. Le même Os, vu par sa face inférieure.
Fig. 26. Le même, vu par son bord interne.
Fig. 30. Le même Os, vu par son extrémité postérieure.
Fig. 31. Le même, vu par son extrémité antérieure.
Fig. 27. La seconde Phalange du même Orteil, vue par sa face supérieure.
Fig. 28. Le même Os, vu par sa face inférieure.
Fig. 33. Le même Os, vu par son bord interne.
Fig. 29. Le même, vu par son extrémité postérieure.
Fig. 32. Le même, vu par son extrémité antérieure.
Fig. 34. La seconde Phalange du quatrième Orteil, du même Pied, vue par sa face supérieure.
Fig. 35. La troisième Phalange du second Orteil, vue par sa face supérieure.
Fig. 36. Le même Os, vu par sa face inférieure.
Fig. 37. Le même Os, vu par son extrémité postérieure.
Fig. 38. Le même Os, vu par son bord externe.
Fig. 39. L'un des Os sésamoïdes de l'articulation métatarso-phalangienne du Gros Orteil du même Pied, vu de profil par son bord externe.
Fig. 40. Le même Os, vu par sa face articulaire ou supérieure.
Fig. 41. Le même Os, vu par sa face libre ou inférieure.

PLANCHE LIX.

Pied dans diverses positions.

Fig. 1. Pied du côté droit, vu par sa face supérieure.
    a. Face postérieure du Calcanéum formant l'extrémité postérieure du Pied. *b.* Bord interne du Pied. *c.* Bord externe. *d.* Surface articulaire supérieure de l'Astragale. *e.* Tête du même Os. *f.* Scaphoïde. *g.* Cuboïde. *h.* Premier Cunéiforme. *i.* Second Cunéiforme. *j.* Troisième Cunéiforme. *k,k,k,k,k.* Les cinq Métatarsiens. *l,l,l,l.* Les quatre espaces interosseux. *m,m,m,m,m.* Premières Phalanges des Orteils. *n,n,n,n.* Secondes Phalanges des quatre derniers Orteils. *o,o,o,o,o.* Les troisièmes ou dernières Phalanges des cinq Orteils.
Fig. 2. Même Pied, vu par sa face inférieure.
    a. Bord interne. *b.* Bord externe. *c.* Face postérieure du Calcanéum. *d.* Face inférieure du même Os. *e.* Portion inférieure de la Tête de l'Astragale. *f.* Scaphoïde. *g.* Empreinte tendineuse où s'insère le jambier antérieur. *h,h.* Cuboïde. *i.* Le premier Cunéiforme. *j.* Le second. *k.* Le troisième Cunéiforme. *l,l,l,l,l.* Les cinq Os du Métatarse. *m.* Saillie que forme sur le bord externe du pied l'extrémité postérieure du cinquième Métatarsien. *n,n,n,n.* Les quatre espaces interosseux. *o,o,o,o,o.* Les premières Phalanges des Orteils. *p,p,p,p.* Secondes Phalanges. *q,q,q,q,q.* Dernières Phalanges.
Fig. 3. Même Pied, vu de profil par son bord interne.
    a. Face postérieure du Calcanéum. *b.* Portion de la face supérieure du même Os. *c.* Voûte du Calcanéum. *d,d.* Surfaces articulaires supérieure et

interne de l'Astragale. *e.* Tête de cet Os. *f.* Le Scaphoïde. *g.* Tubercule interne du même Os. *h.* Le premier Cunéiforme. *i.* Le second Cunéiforme. *j.j.j.j.j.* Les cinq Os du Métatarse. *k.* Os sésamoïde de l'articulation du premier Métatarsien avec le gros Orteil. *l,l,l,l,l.* Les premières Phalanges. *m,m,m,m.* Les secondes Phalanges. *n,n,n,n,n.* Les cinq dernières Phalanges.

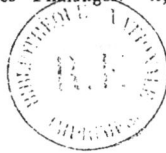

FIN DE L'OSTÉOLOGIE.

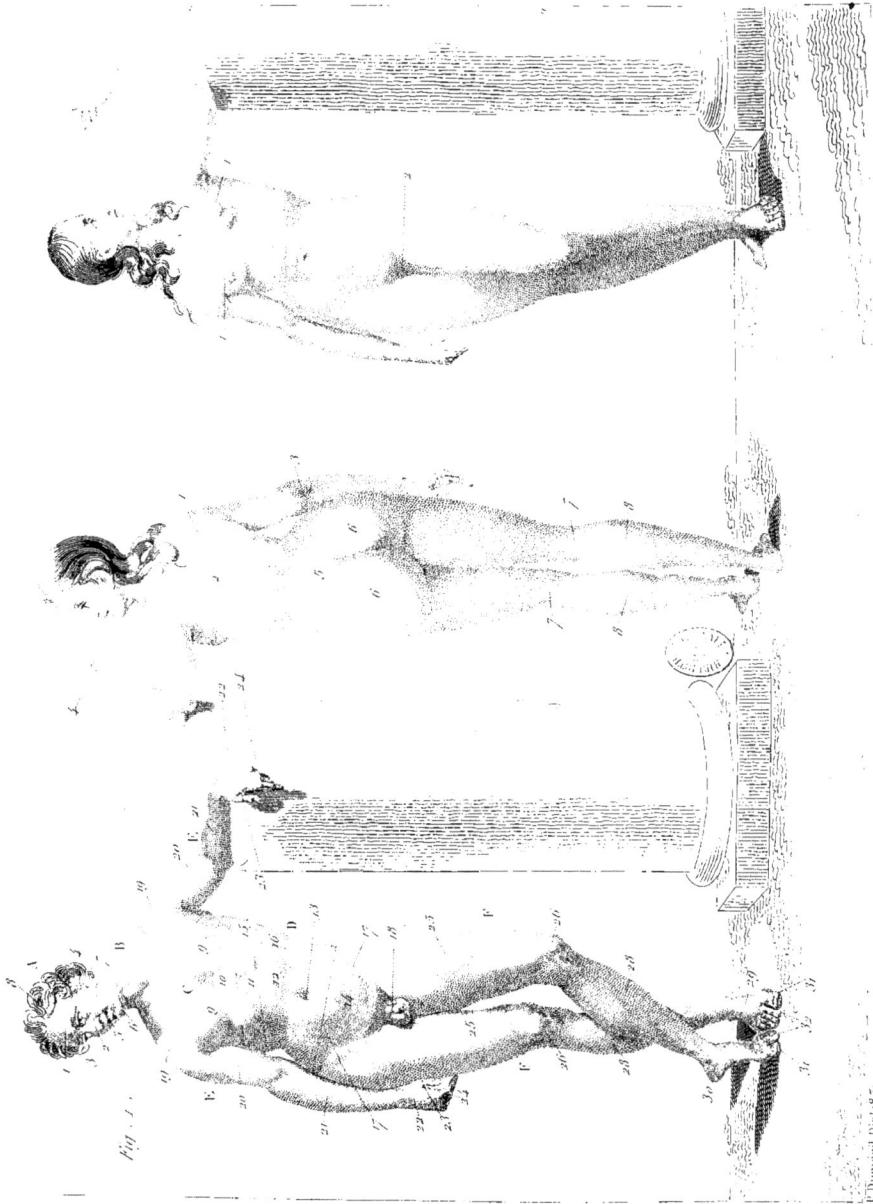

Fig. 1.

E. Dumesnil Dir. 1851.

LES DIVERSES RÉGIONS DU CORPS DE L'HOMME ET DE LA FEMME.

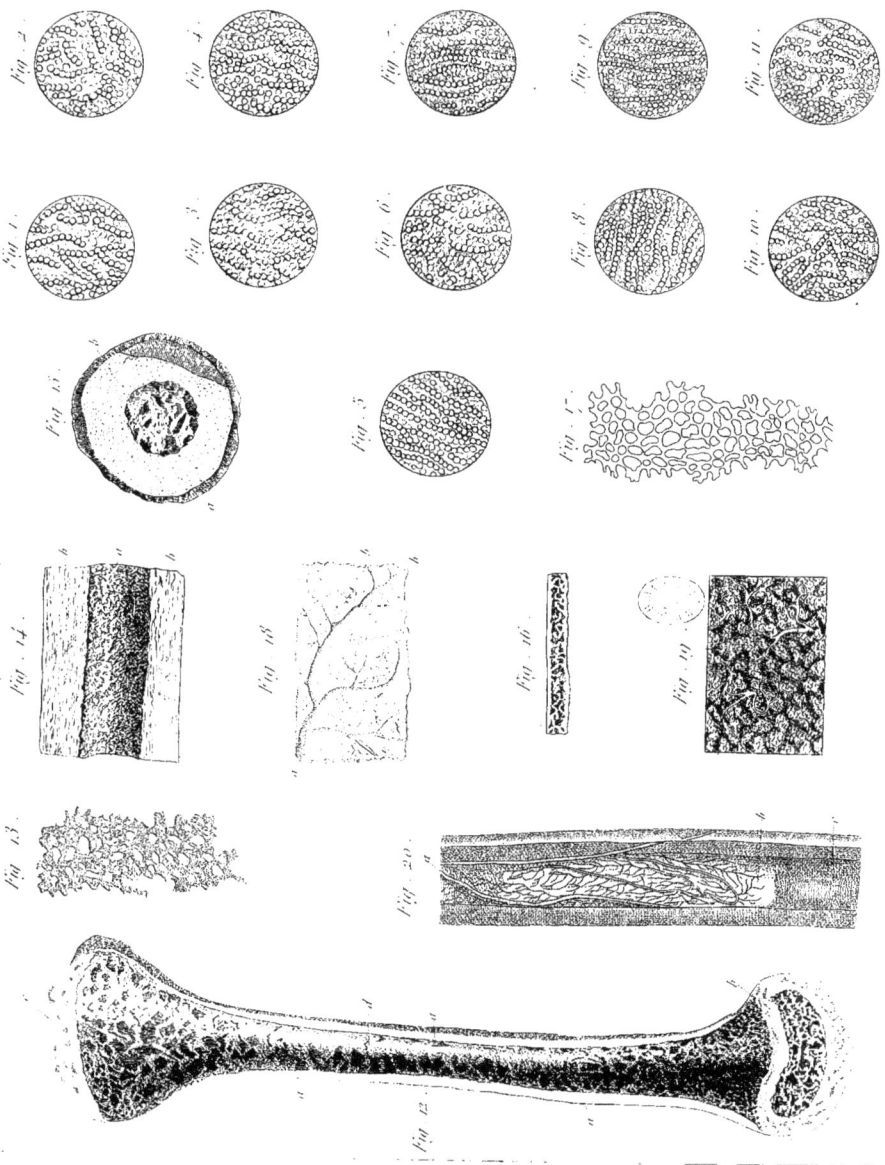

TISSUS ORGANIQUES.

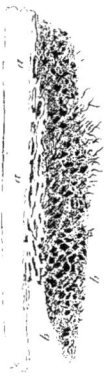

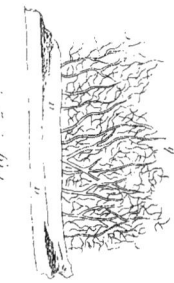

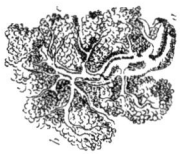

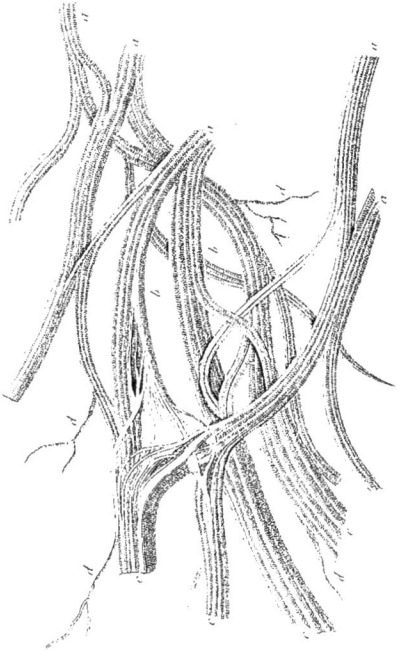

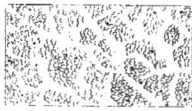

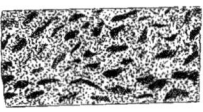

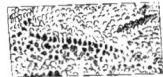

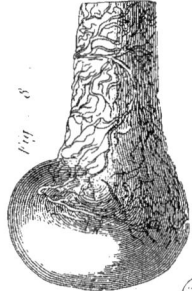

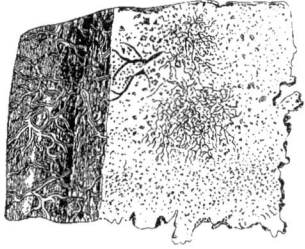

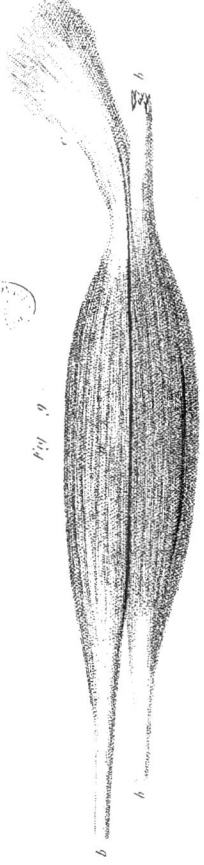

Fig. 1

Fig. 2

Fig. 3

Fig. 4

Fig. 5

Fig. 6

Fig. 7

Fig. 8

Fig. 9

Fig. 10

TISSUS ORGANIQUES.

F. Dumenil, Dir. 1857.

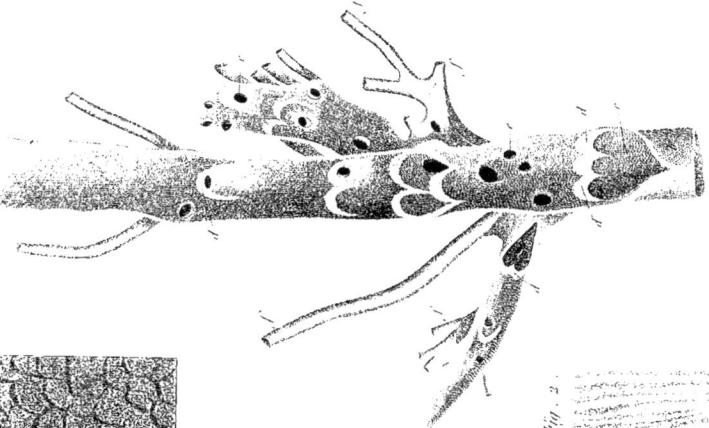

Fig. 8.

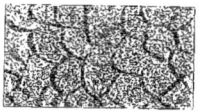

Fig. 1.

Fig. 2.

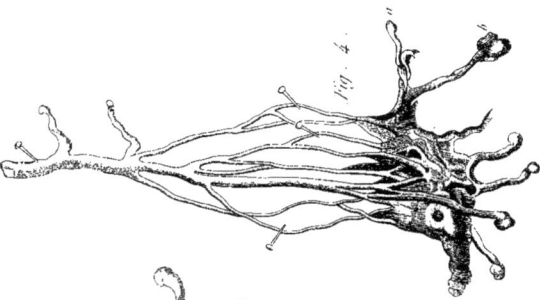

Fig. 4.

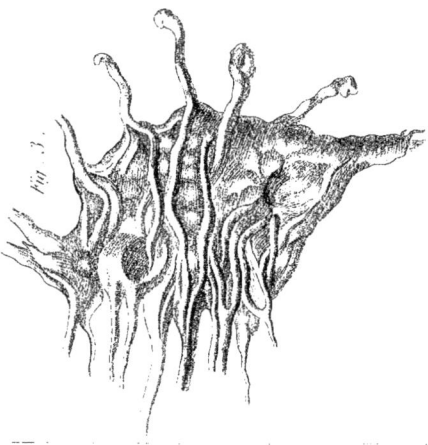

Fig. 3.

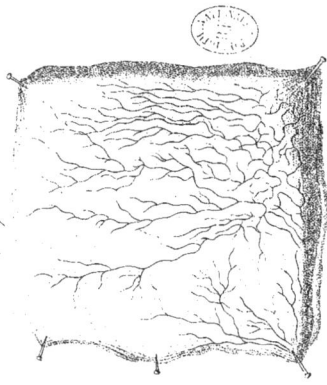

Fig. 7.

Fig. 5.

Fig. 6.

TISSUS ORGANIQUES.

P. Dumenil, Dir. 1851.

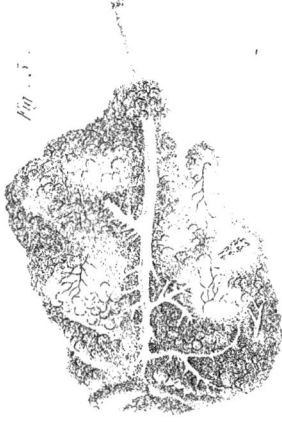

Fig. 5.

Fig. 5 a.

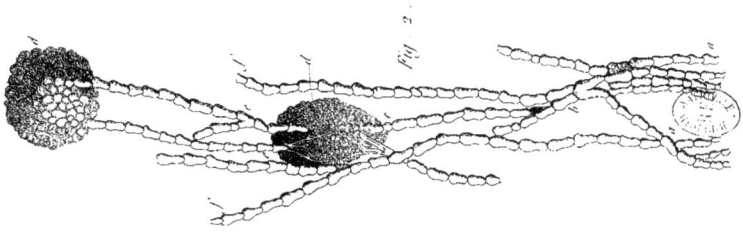

Fig. 2.

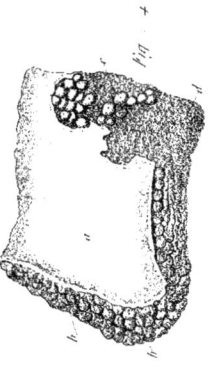

Fig. 4.

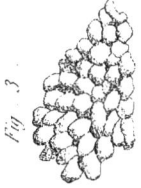

Fig. 3.

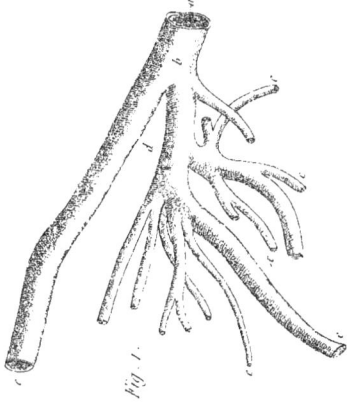

Fig. 1.

TISSUS ORGANIQUES.

C. Duméril, Br.t 1835.

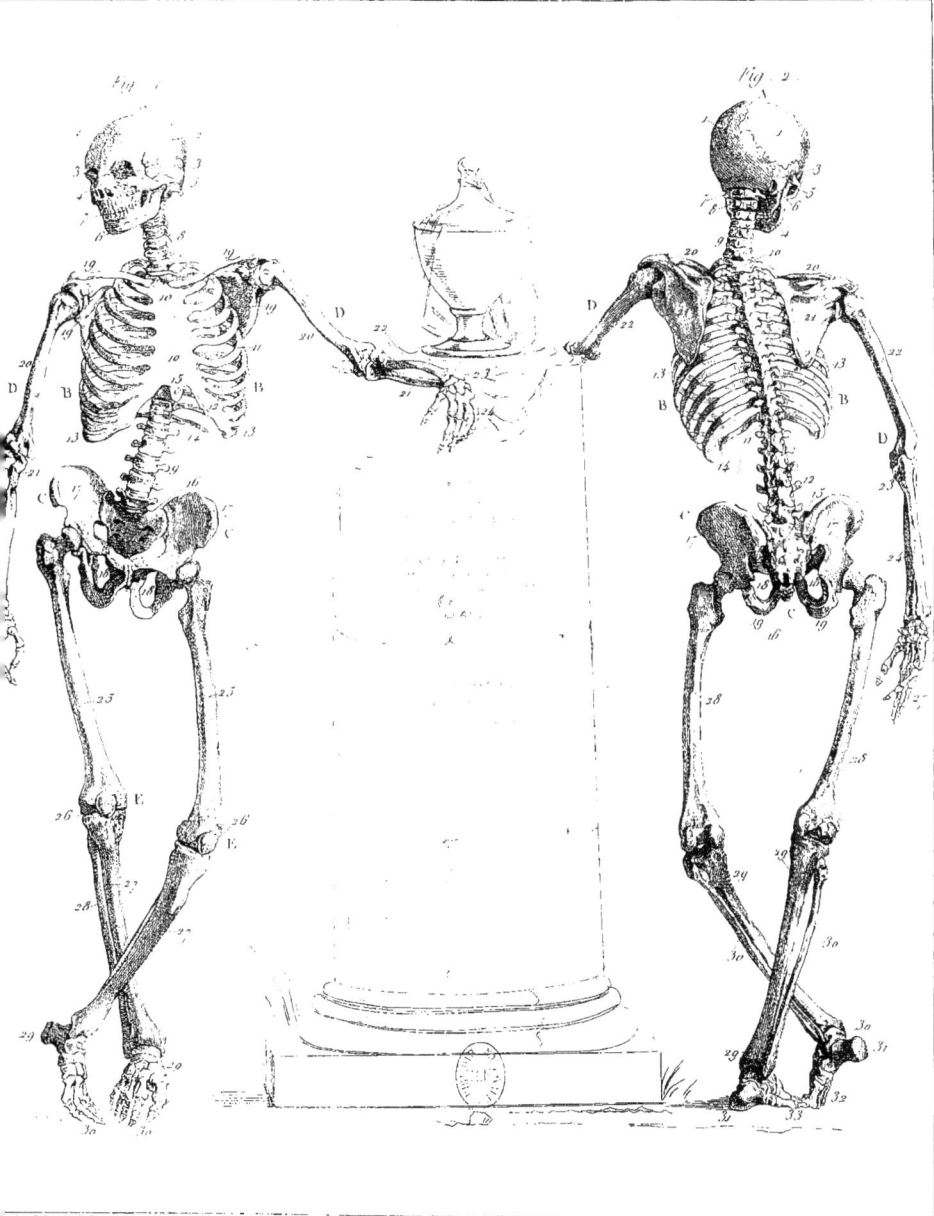

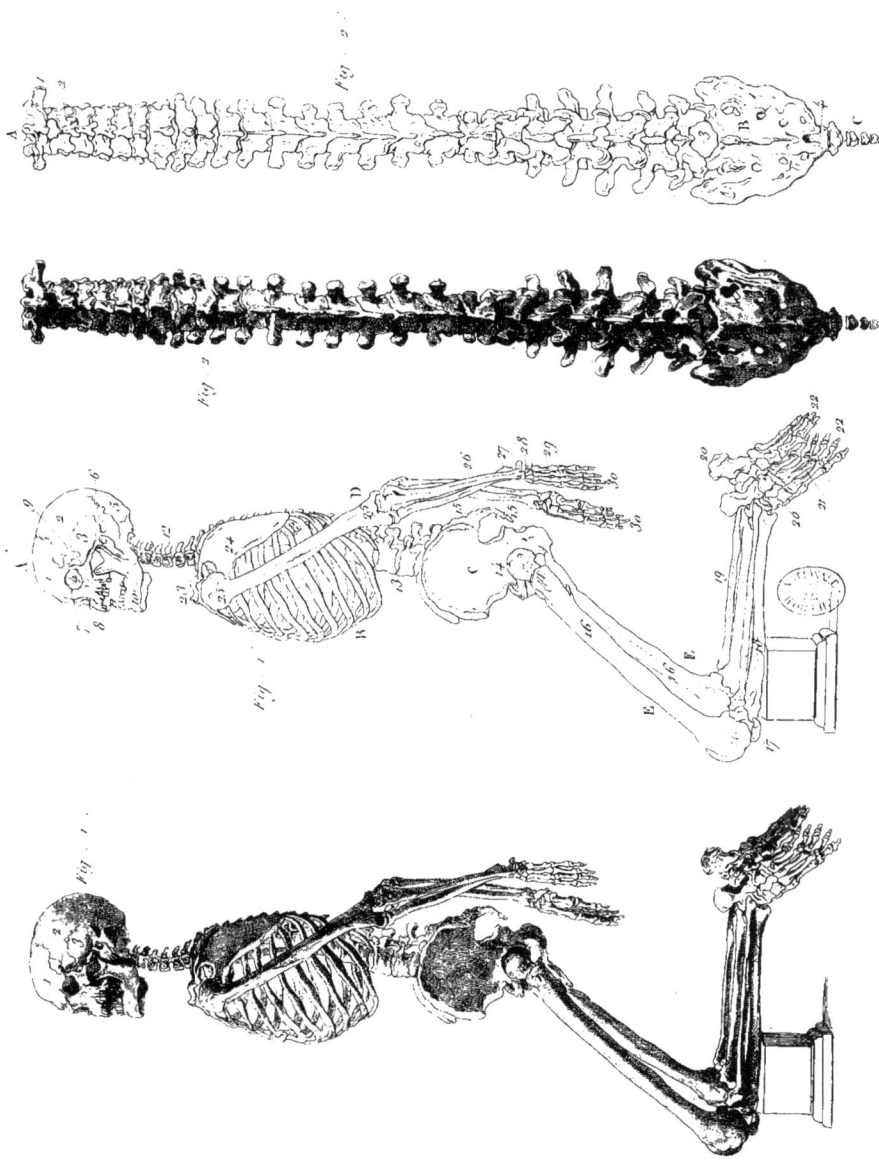

SQUELETTE, *vu de Profil.* — COLONNE VERTÉBRALE *vue par derrière*.

Fig. 4.

Fig. 3.

Fig. 2.

Fig. 1.

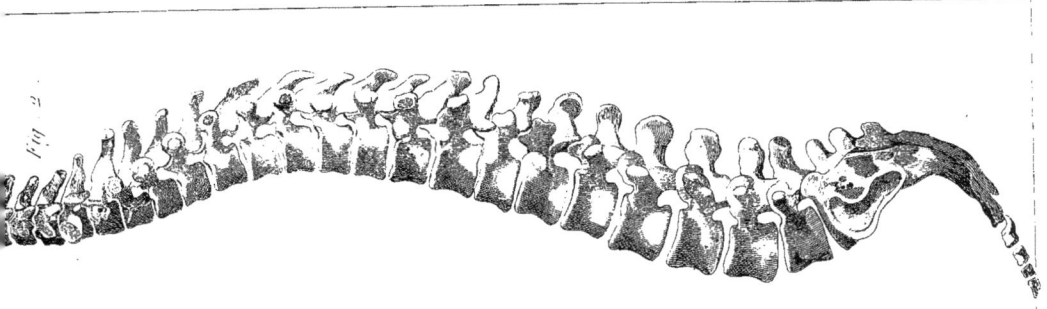

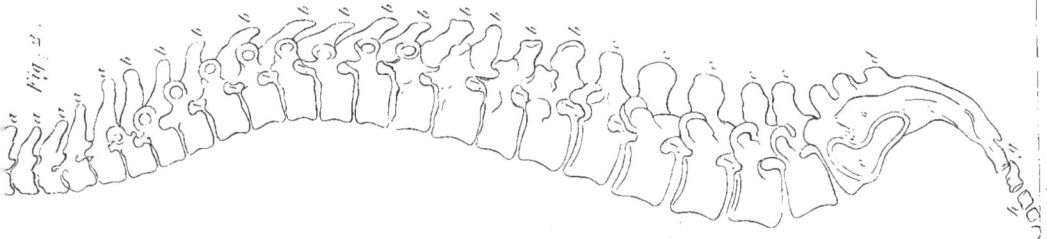

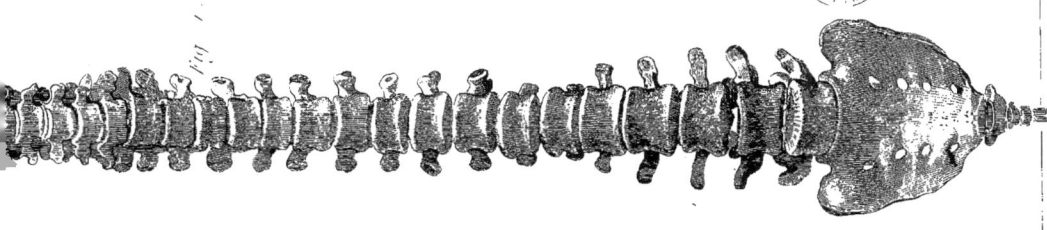

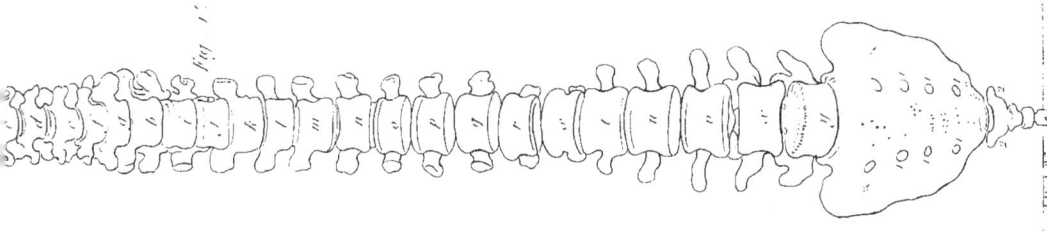

COLONNE VERTÉBRALE.

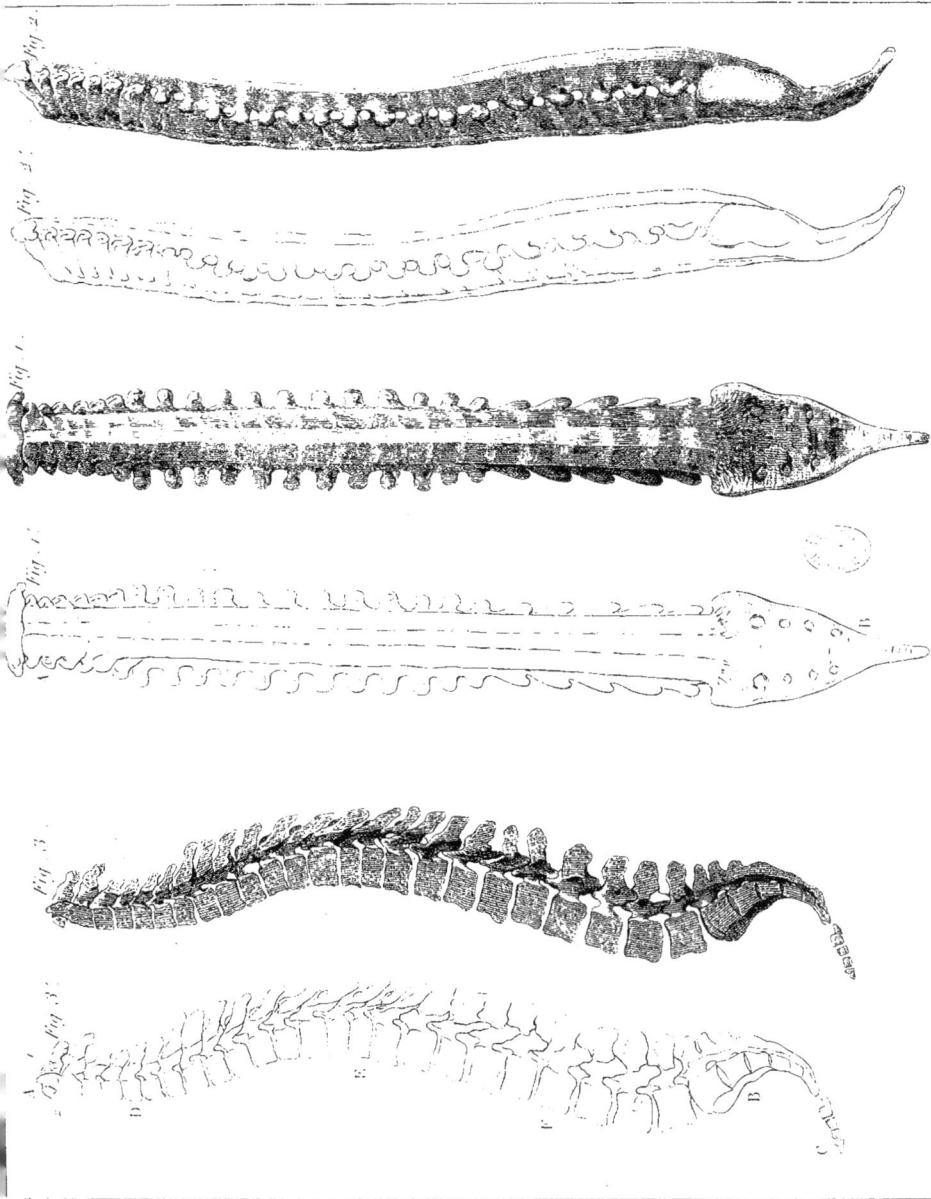

COLONNE VERTÉBRALE, *Développement, Structure.*

P. Dumesnil Del. 1851

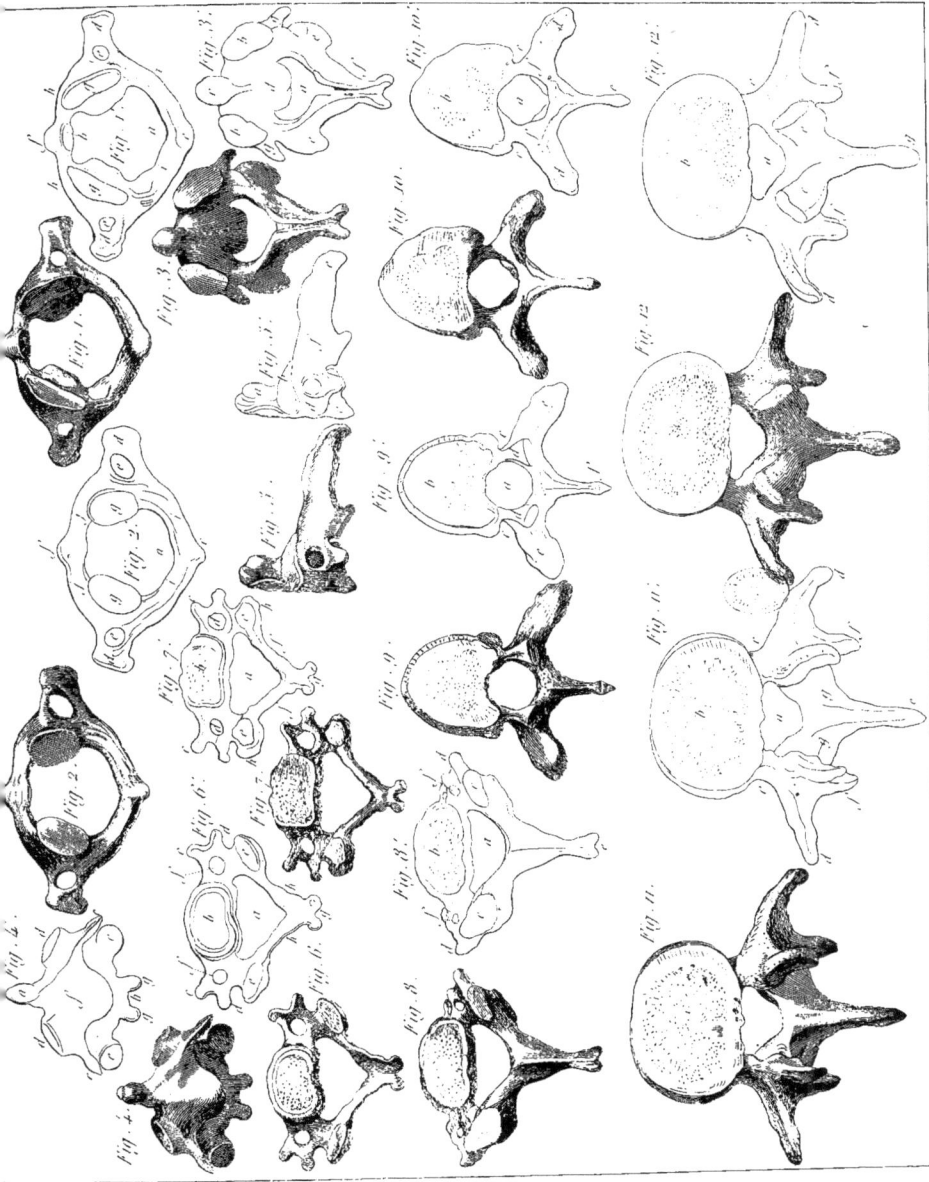

VERTÈBRES ISOLÉES.

F. Dumenil Del. 1851.

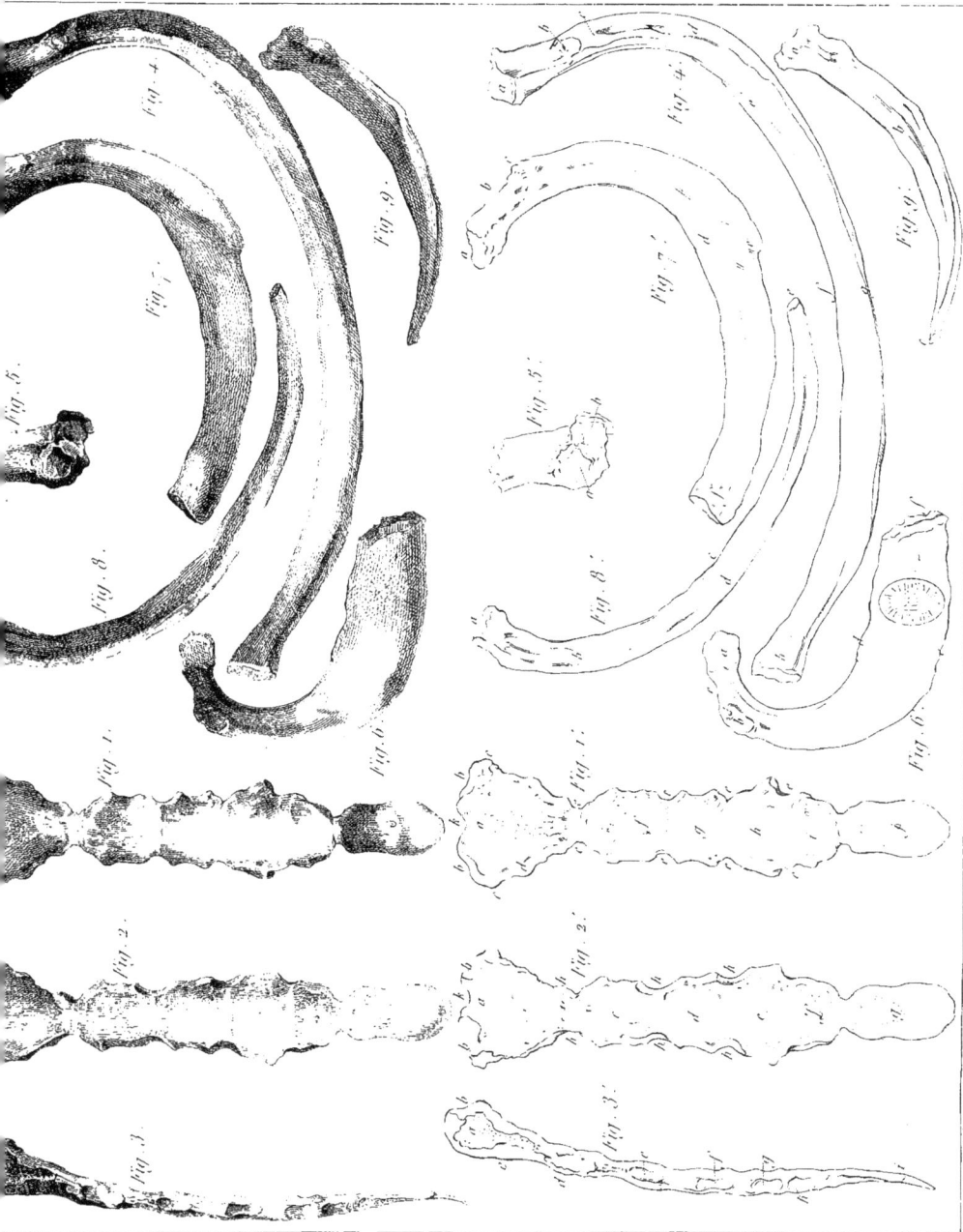

STERNUM, CÔTES.

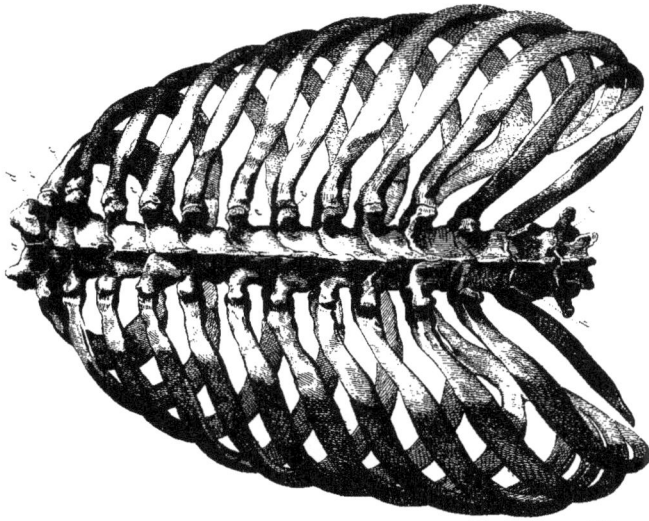

Fig. 2

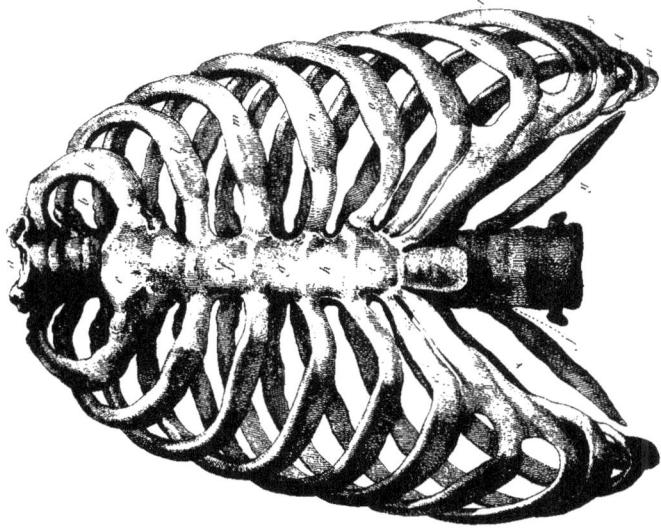

Fig. 1

P. Dumenil, Dir. 1831.

THORAX.

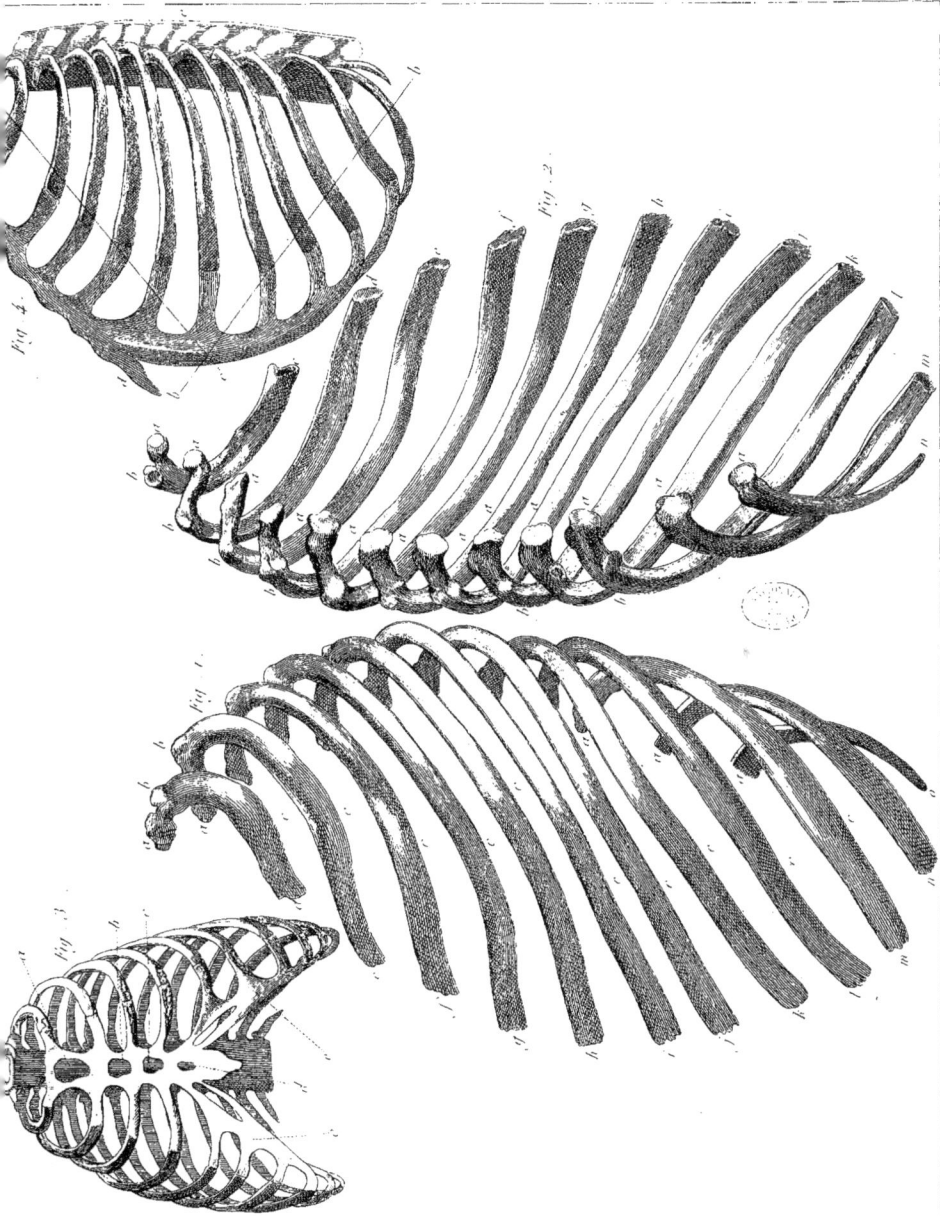

Fig. 4.

Fig. 2.

Fig. 1.

Fig. 3.

L'Duménil Dir. 185.

Assemblage des CÔTES.— Développement du THORAX.

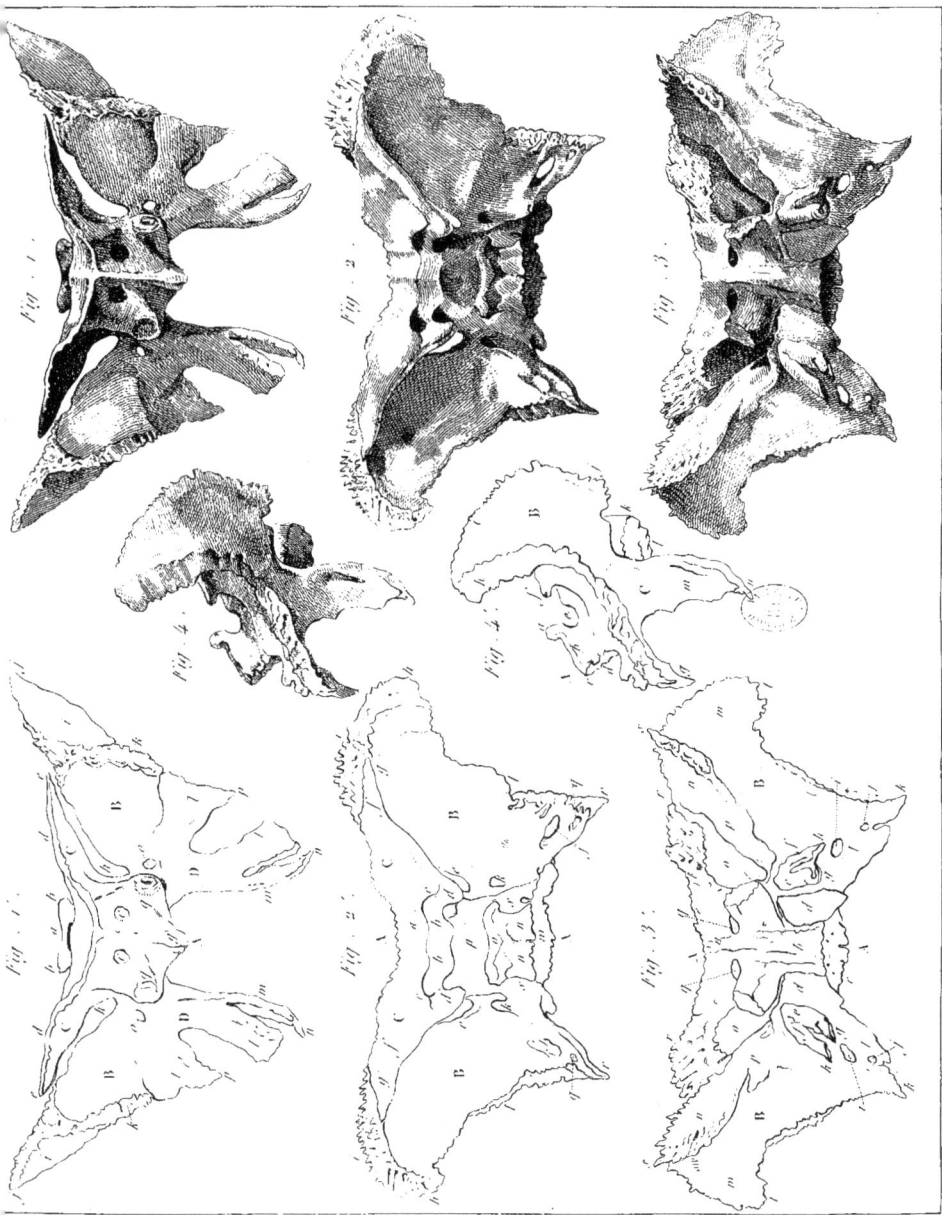

Fig. 1. Fig. 2. Fig. 3. Fig. 4.

E. Duméril Dirext 1857.

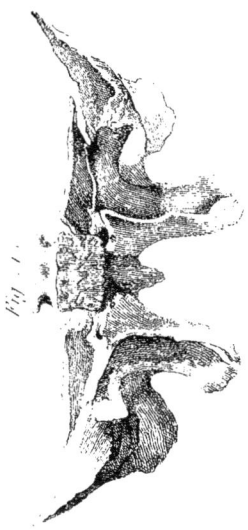

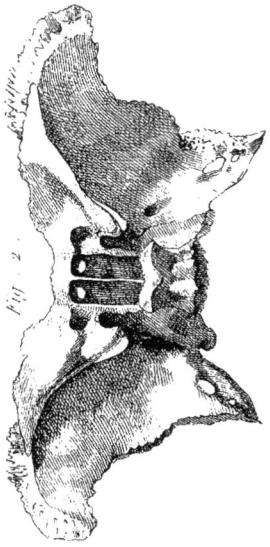

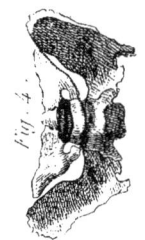

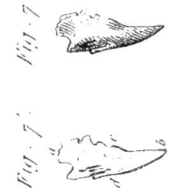

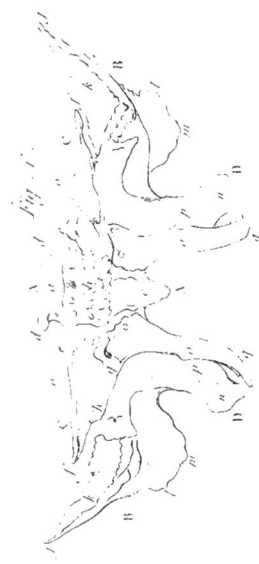

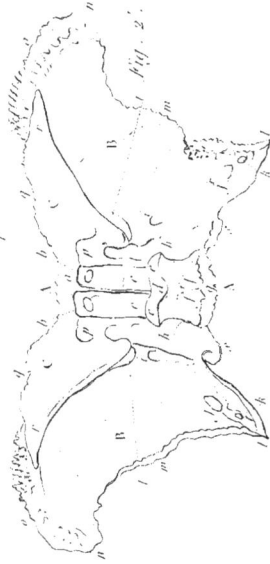

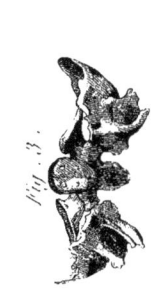

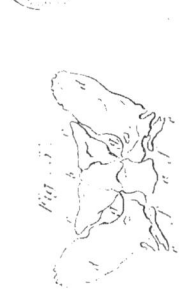

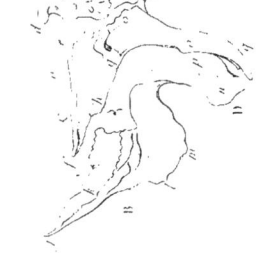

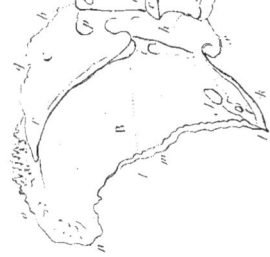

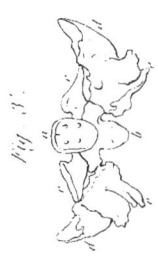

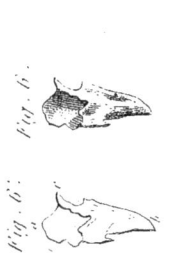

SPHÉNOÏDE, CORNETS SPHÉNOÏDAUX.

P. Dumenil Del 1841.

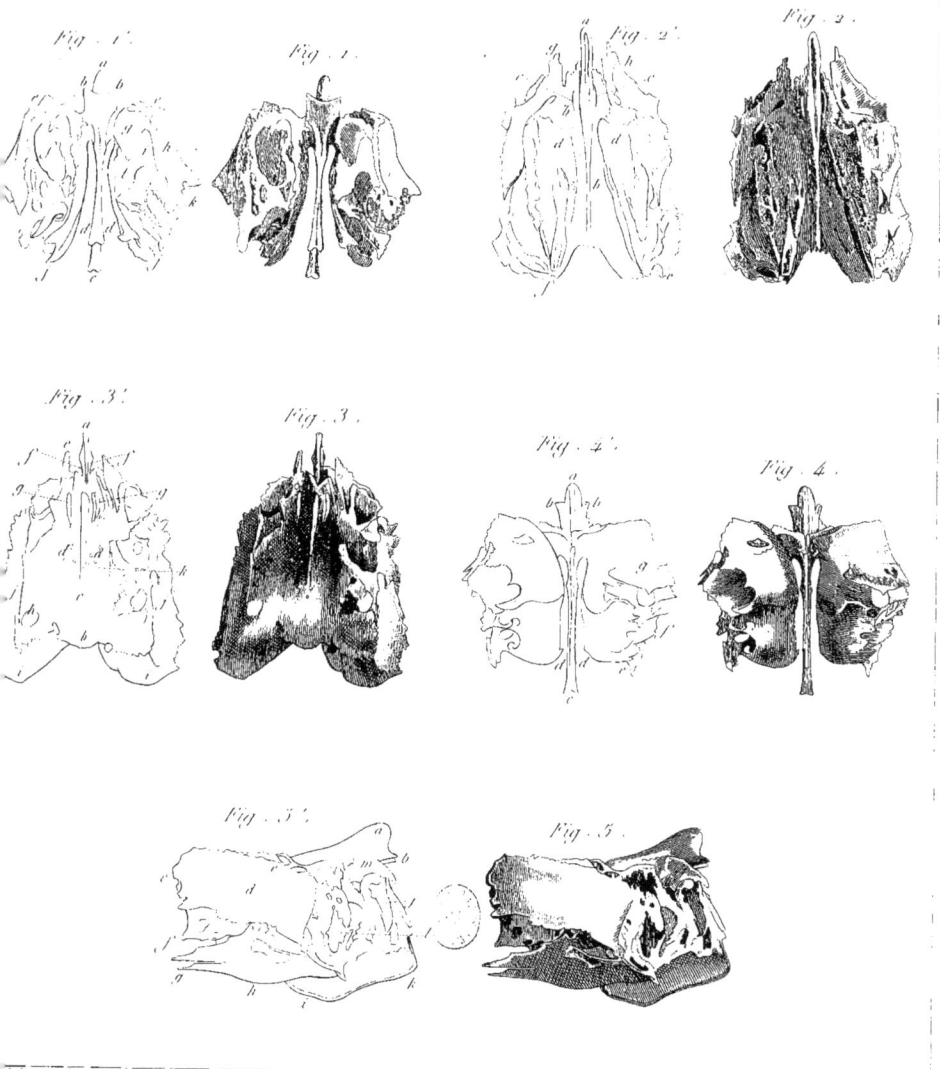

ETHMOÏDE.

Fig. 3.

Fig. 3'.

Fig. 2.

Fig. 4.

Fig. 2'.

Fig. 1.

Fig. 6.

Fig. 4'.

Fig. 5.

Fig. 6'.

Fig. 1'.

Fig. 5'.

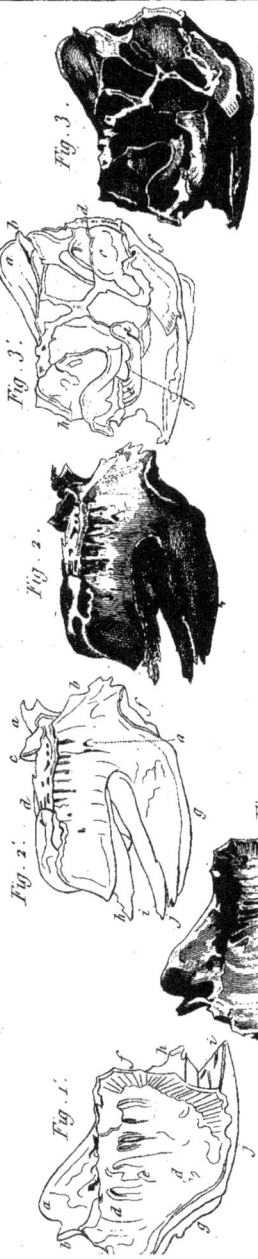

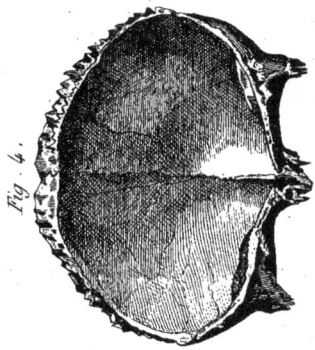

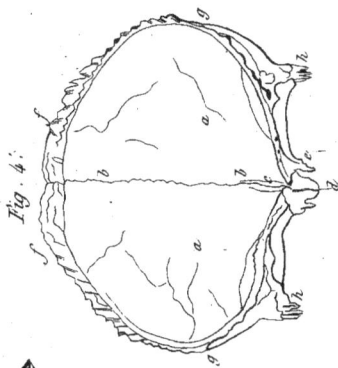

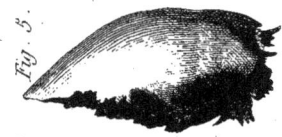

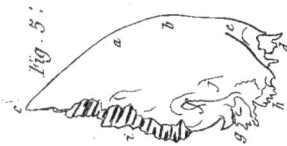

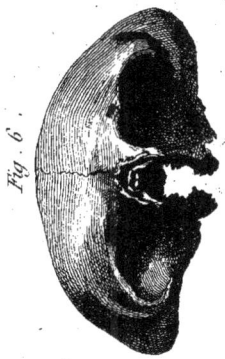

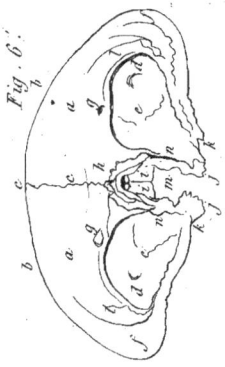

ETHMOÏDE et FRONTAL.

Aémil Bre 1831.

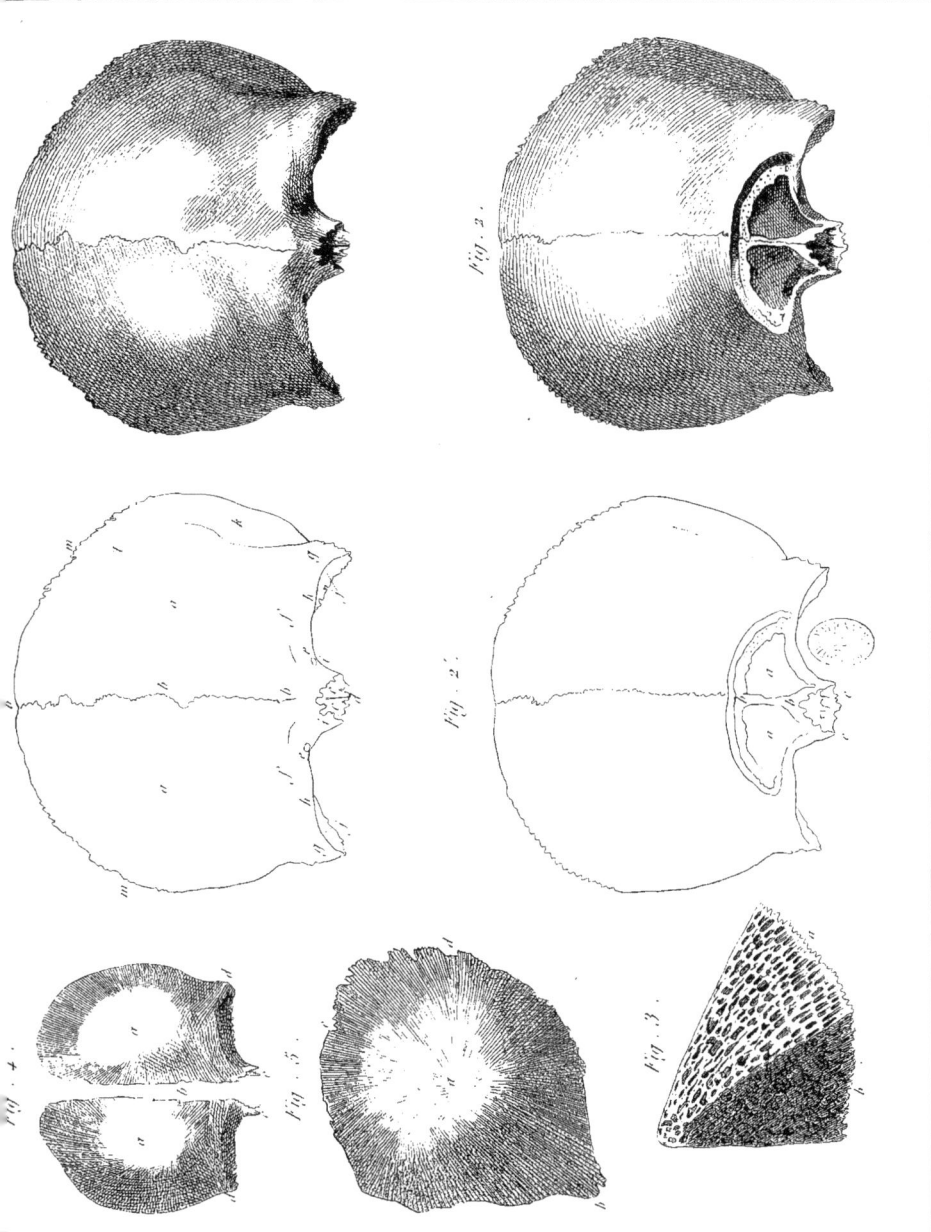

Fig. 1.

Fig. 2.

Fig. 4.

Fig. 5.

Fig. 3.

LE FRONTAL, *sa Structure, son Développement.*

T. Dumesnil Del. 1835.

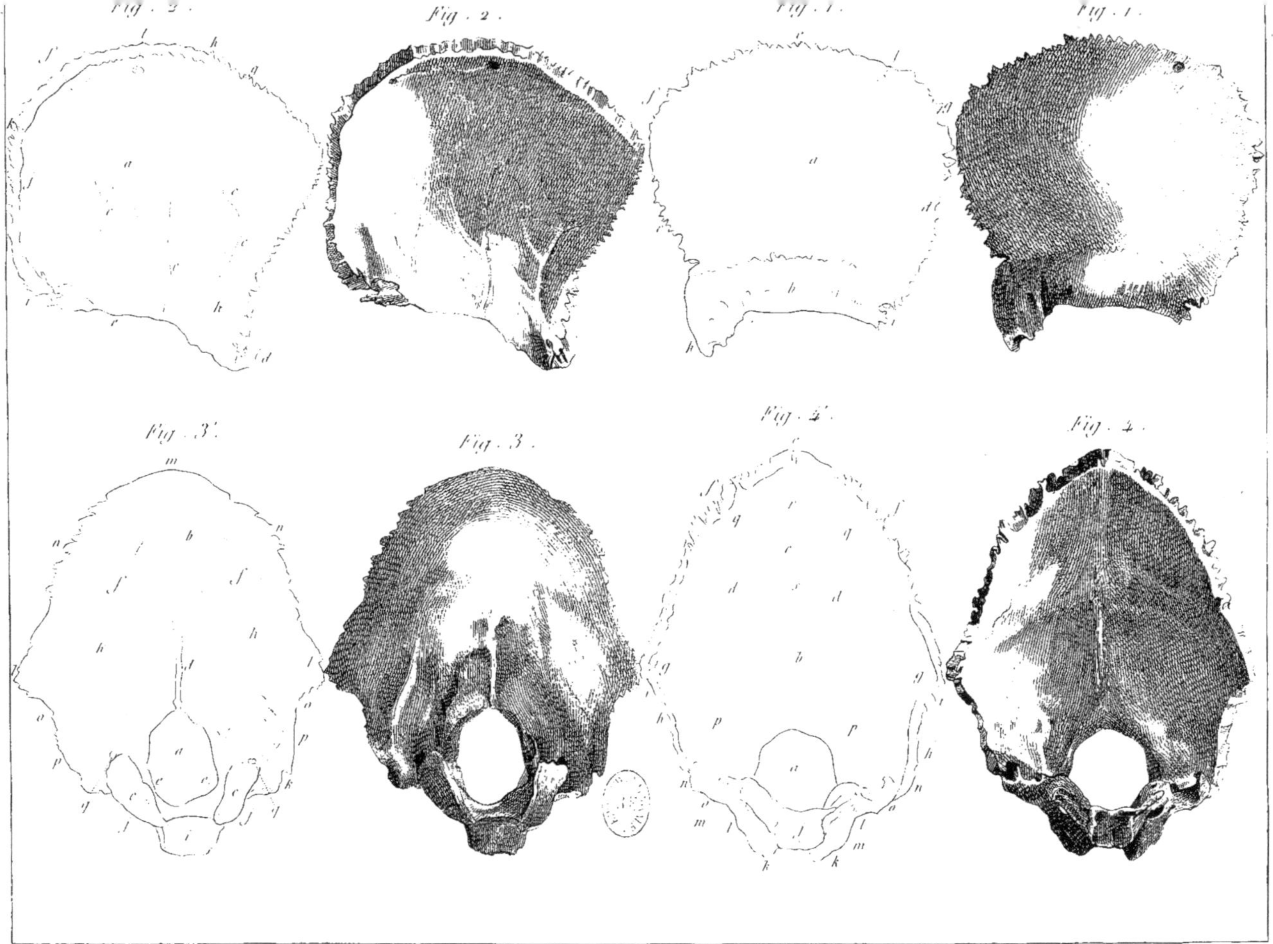

Fig. 1.

Fig. 1.

Fig. 2.

Fig. 2.

Fig. 3.

Fig. 3.

Fig. 4.

Fig. 4.

PARIÉTAL et OCCIPITAL.

Imp. Dumesnil. Rue de Verneuil.

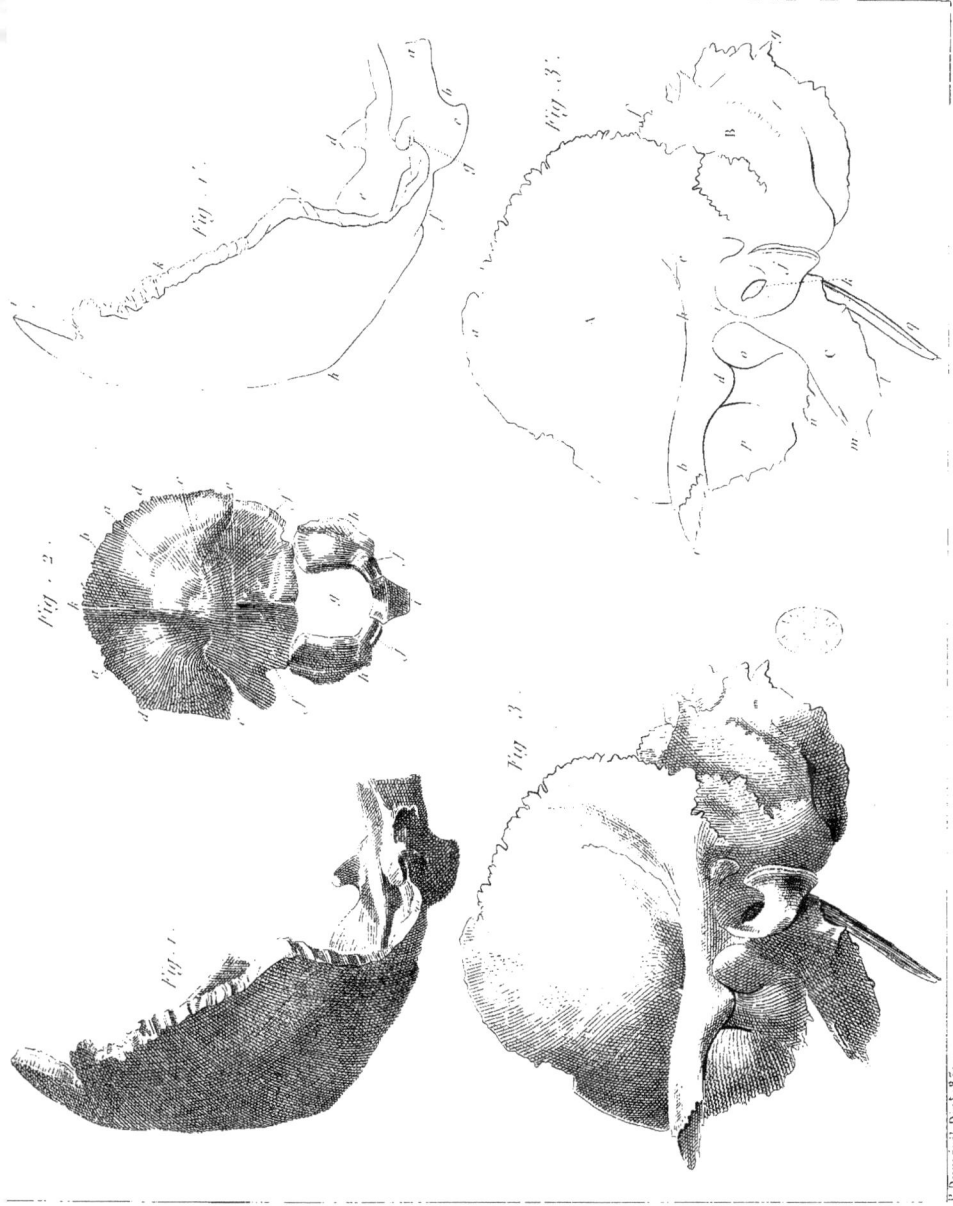

Fig. 1.

Fig. 2.

Fig. 3.

OCCIPITAL; TEMPORAL.

F. Dumeuil Dir. 1851.

Fig. 1. Fig. 2. Fig. 1. Fig. 2. Fig. 3. Fig. 4.

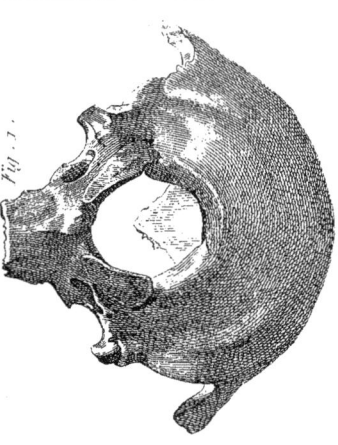

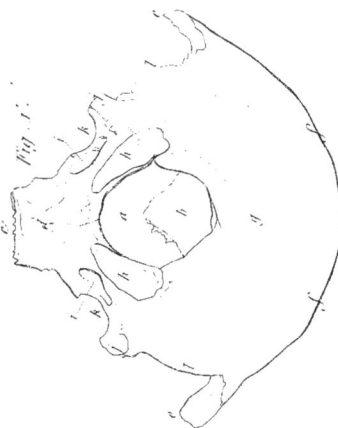

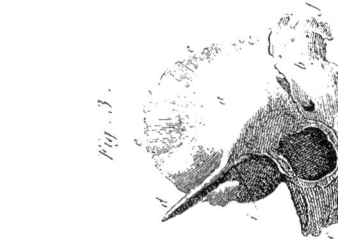

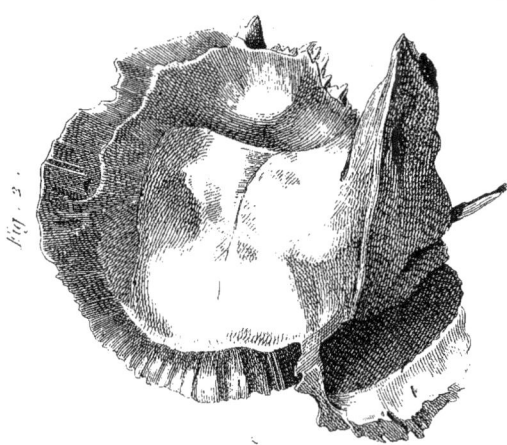

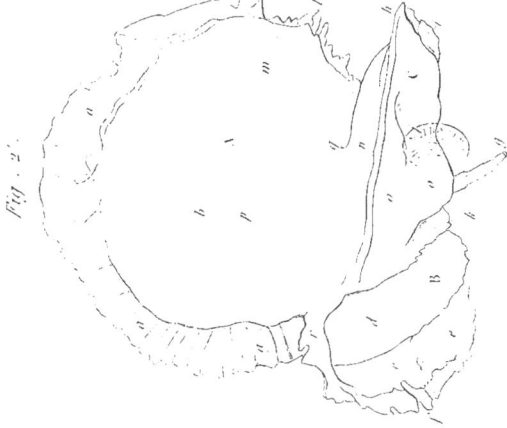

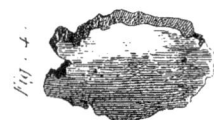

OCCIPITAL, TEMPORAL, OS WORMIEN.

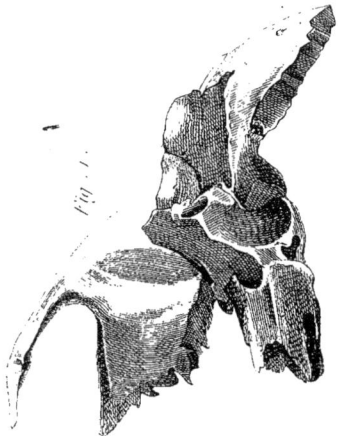

Fig. 1.

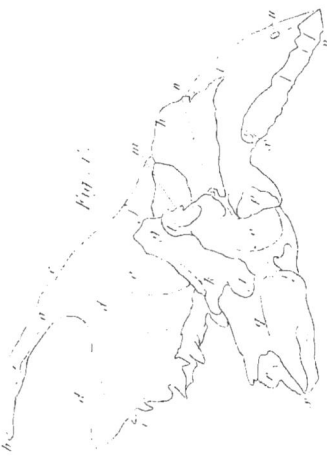

Fig. 1.

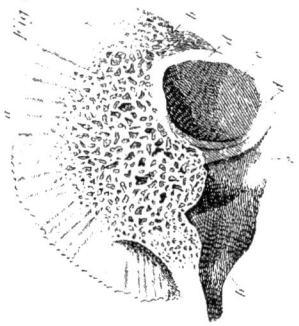

Fig. 2.

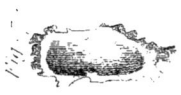

Fig. 6.

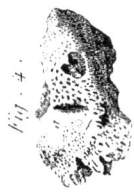

Fig. 4.

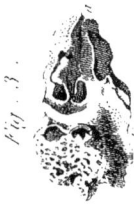

Fig. 3.

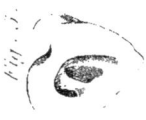

Fig. 5.

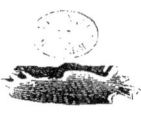

Fig. 5.

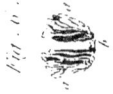

Fig. 6.

TEMPORAL, et structure ou Développement OS WORMIENS, &c.

E. Dupont. del. 1851.

Fig. 1.

Fig. 2.

Fig. 3.

Fig. 4.

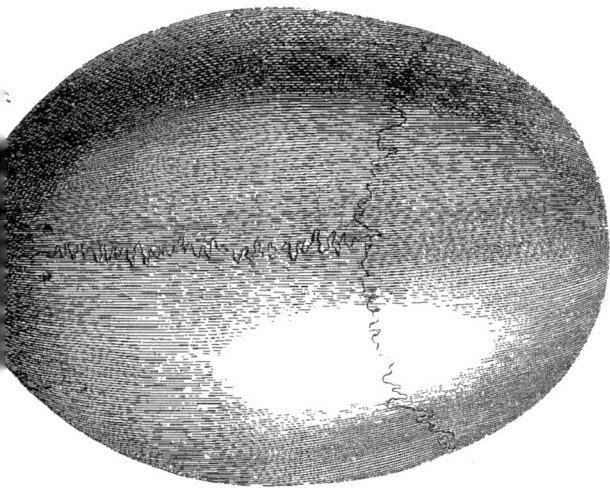

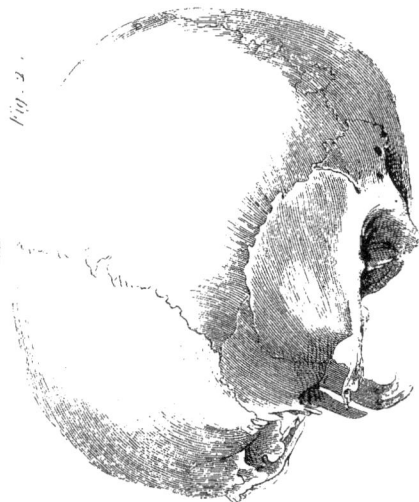

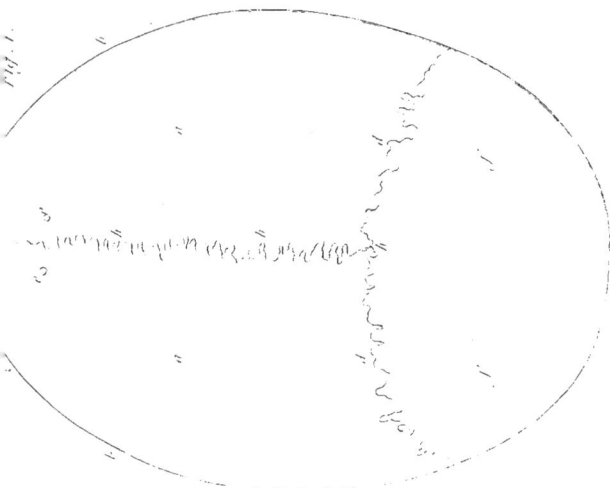

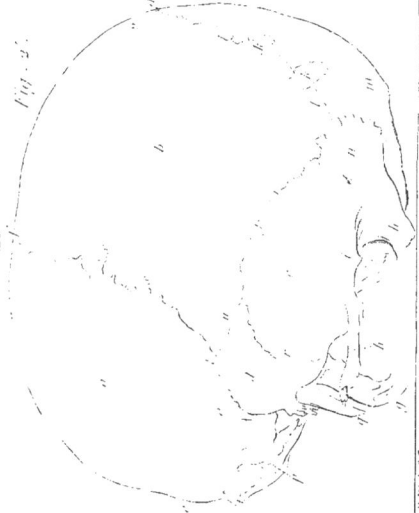

FACES SUPÉRIEURE ET LATÉRALE DU CRÂNE, *vues par dehors.*

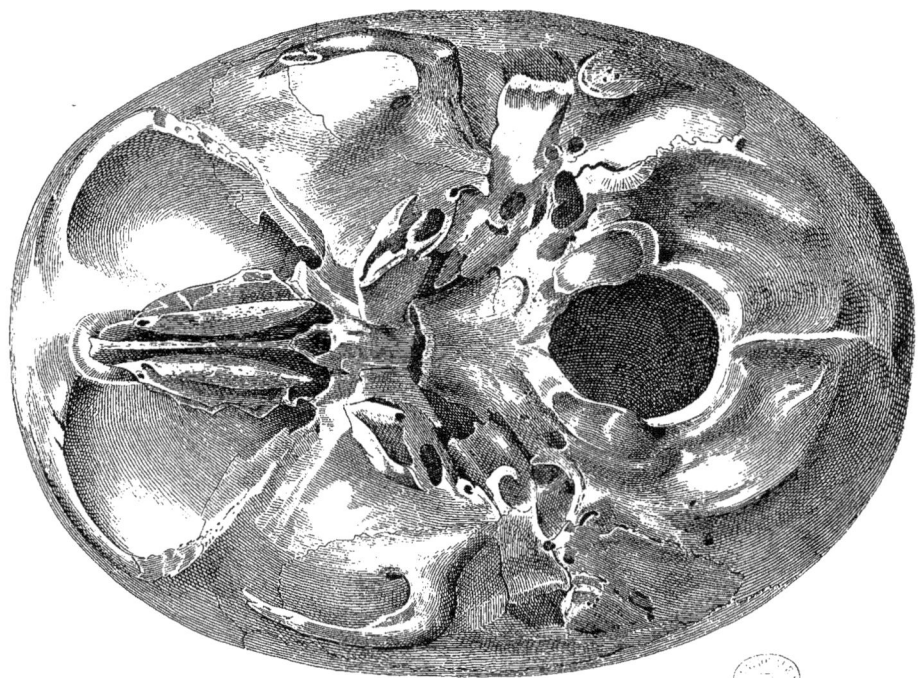

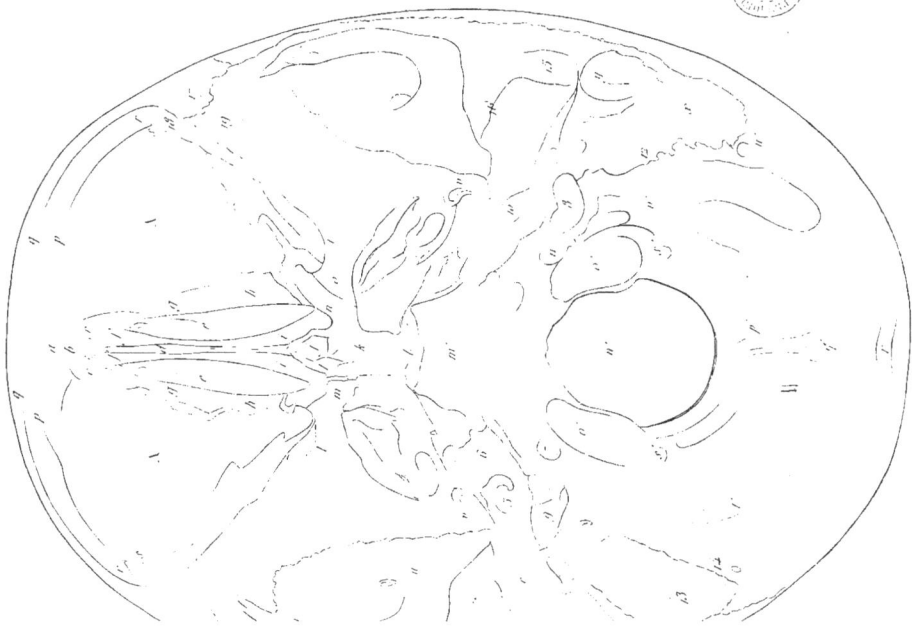

FACE INFÉRIEURE DU CRÂNE VUE PAR DEHORS.

Fig. 1.

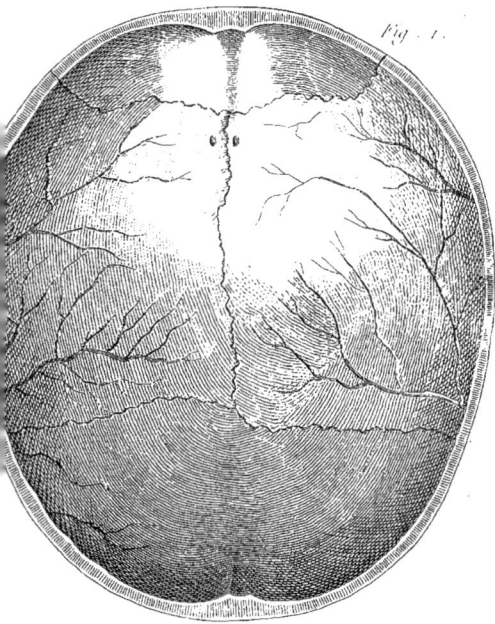

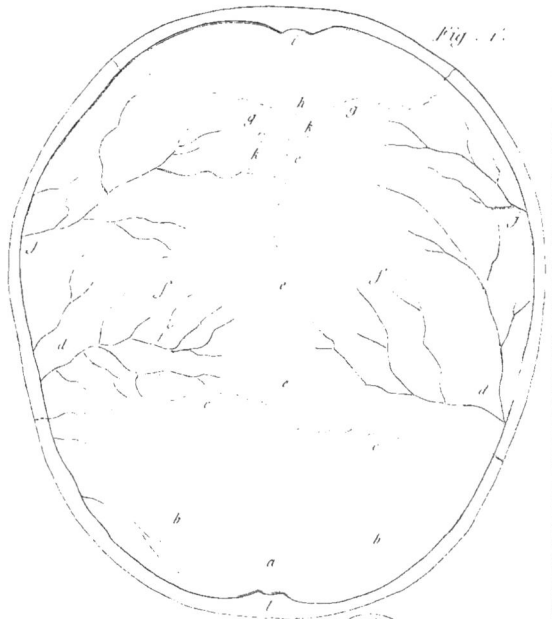

Fig. 2.

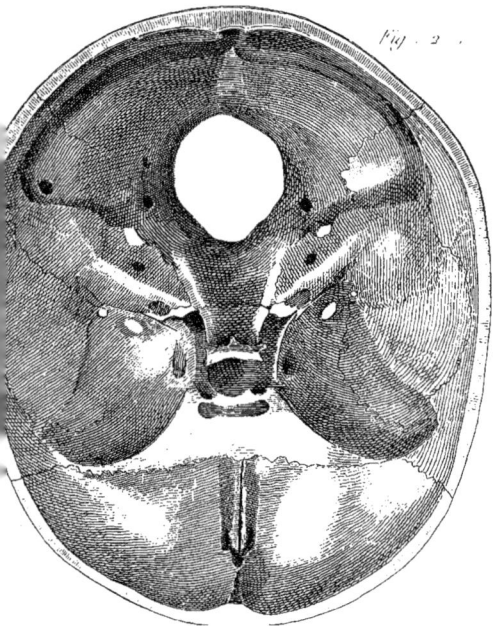

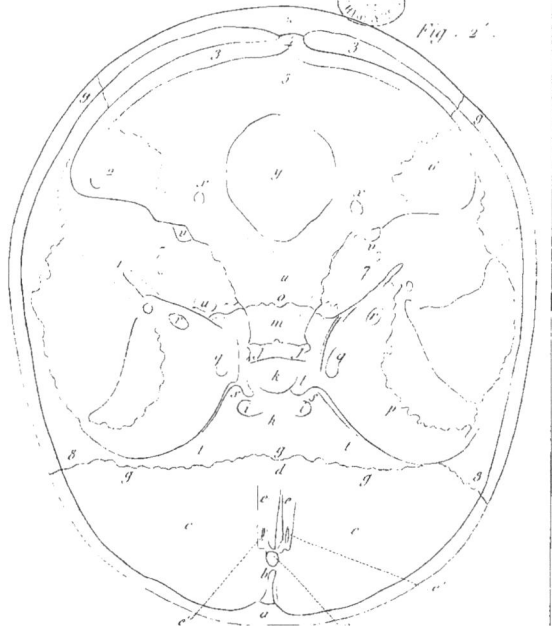

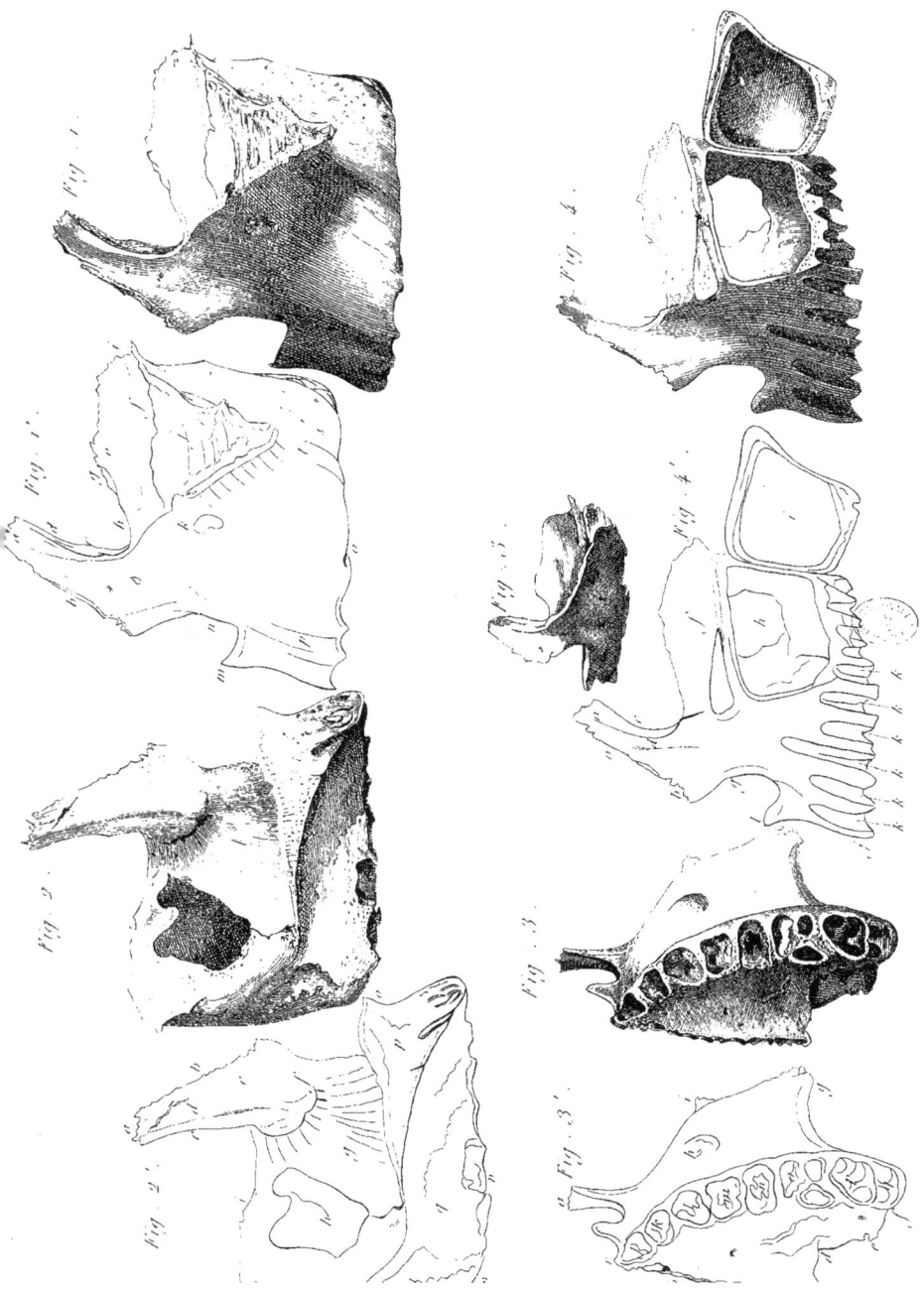

Fig. 1. Fig. 1'. Fig. 2. Fig. 2'. Fig. 3. Fig. 3'. Fig. 4. Fig. 4'.

OS MAXILLAIRE SUPÉRIEUR.

Imt. Duc 1851.

Fig. 9.

Fig. 2.

Fig. 5.

Fig. 1.

Fig. 3.

Fig. 5.

Fig. 7.

Fig. 4.

Fig. 3.

Fig. 7.

Fig. 6.

Fig. 6.

Fig. 8.

Fig. 8.

P. Dumenil Dirext.

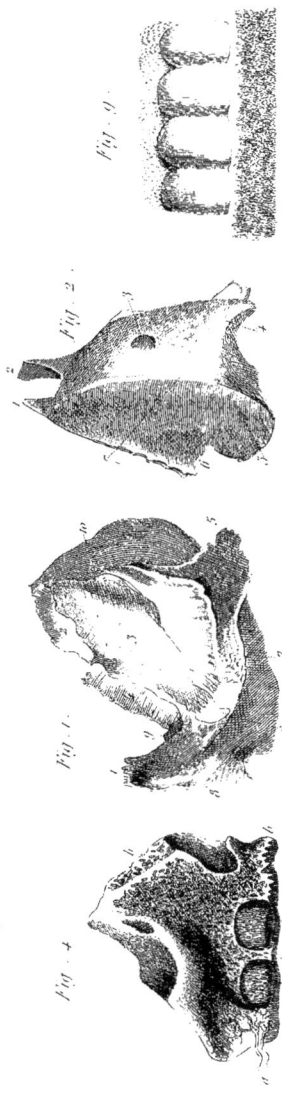

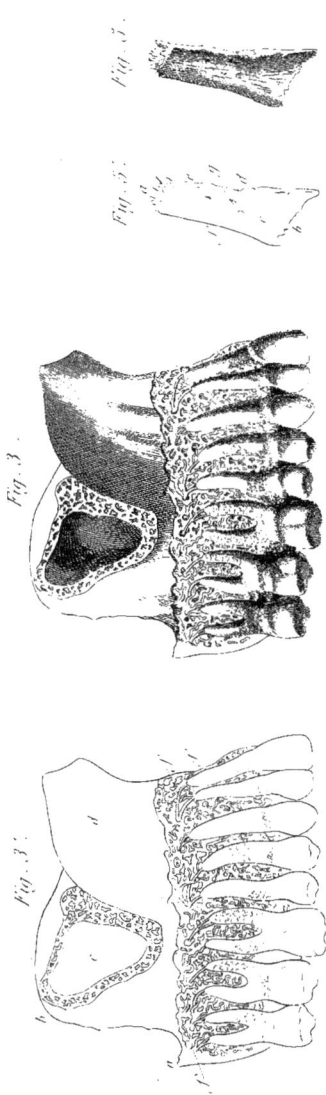

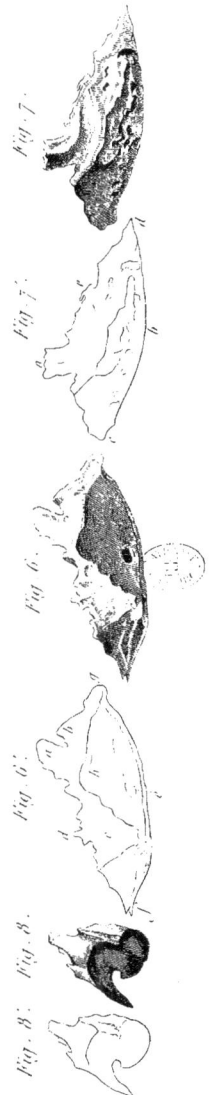

OS MAXILLAIRE SUPÉRIEUR (structure) CORNET INFÉRIEUR; OS DU NEZ.

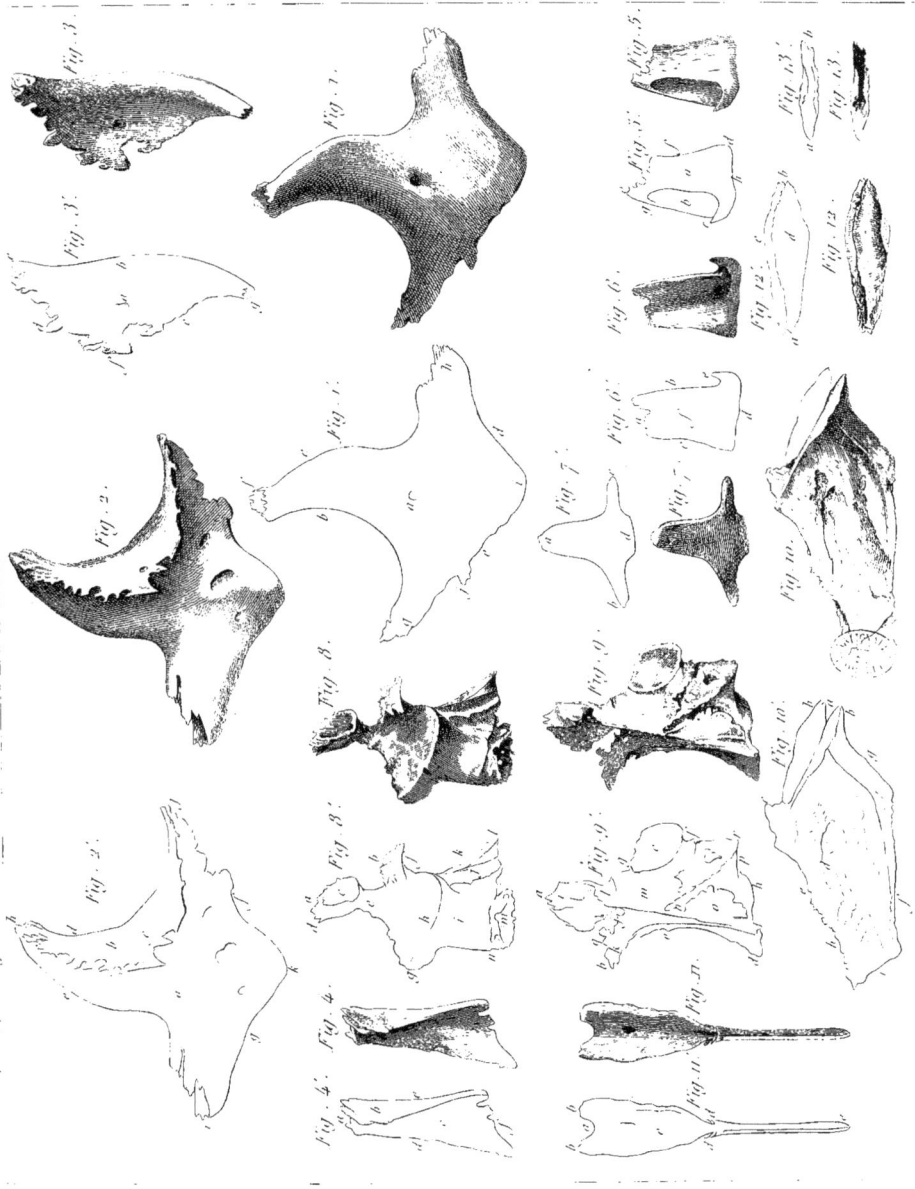

Fig. 1. Fig. 1'. Fig. 2. Fig. 2'. Fig. 3. Fig. 3'. Fig. 4. Fig. 4'.

Fig. 5. Fig. 5'. Fig. 6. Fig. 6'. Fig. 7. Fig. 8. Fig. 9. Fig. 9'. Fig. 10. Fig. 11. Fig. 11'.

Fig. 12. Fig. 12'. Fig. 13. Fig. 13'. Fig. 13''.

OS MALAIRE, OS LACRYMAL, OS DU NEZ, OS PALATIN ET VOMER.

F. Dinorad Direct. & Se.

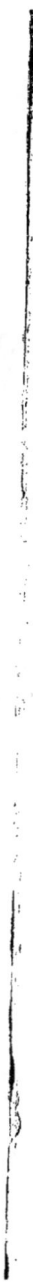

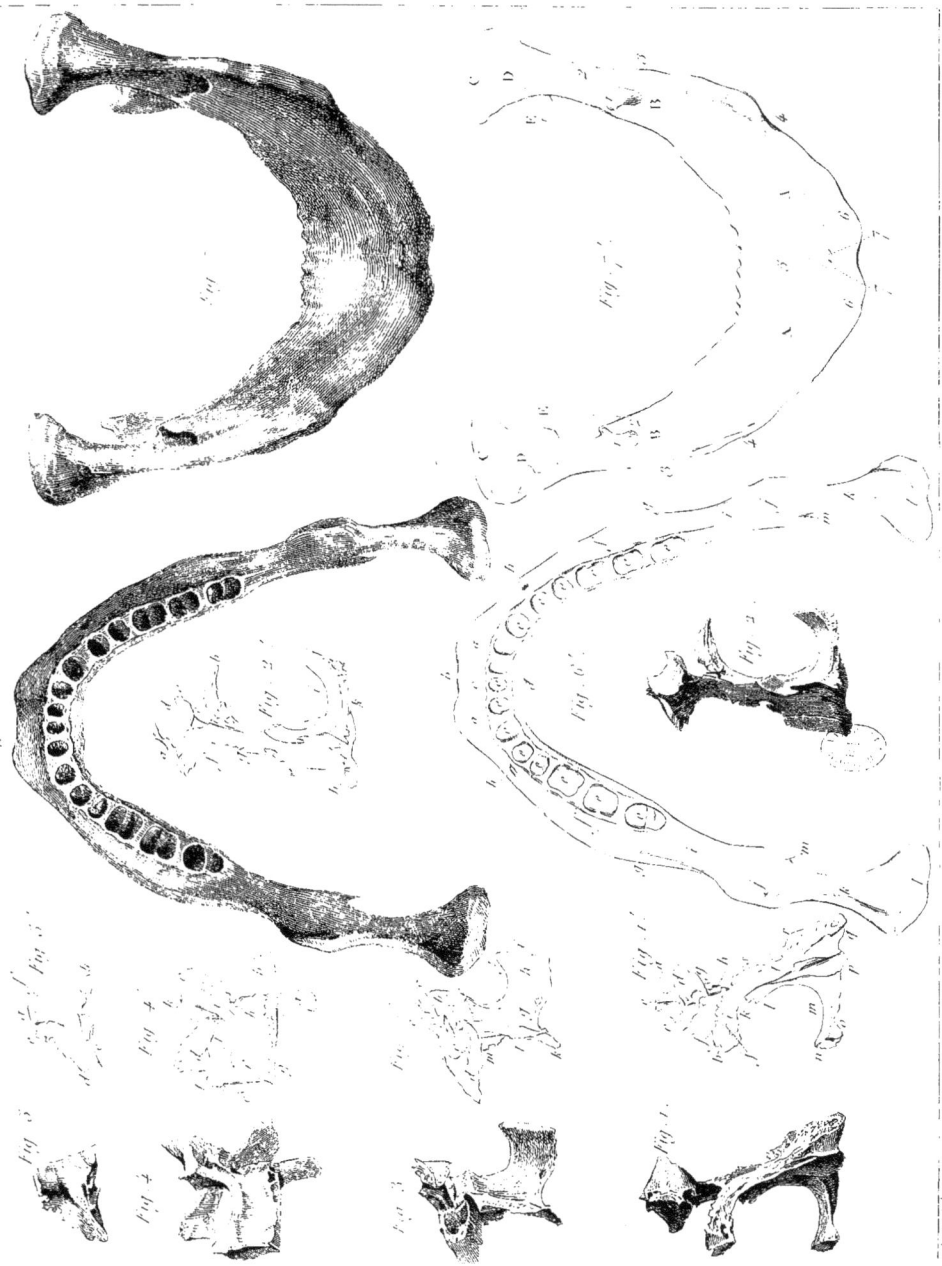

OS PALATIN et MAXILLAIRE INFÉRIEUR.

Imprimé Par Dr. 1857.

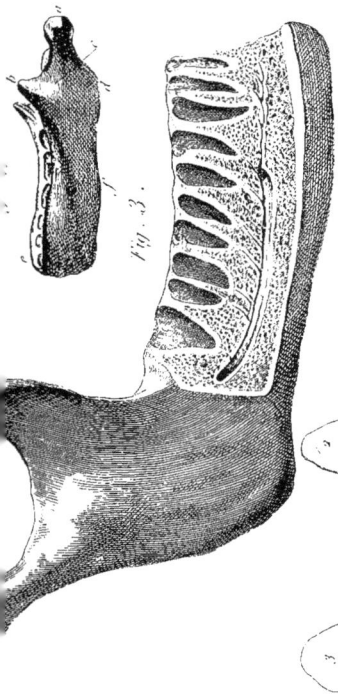

Fig. 3.

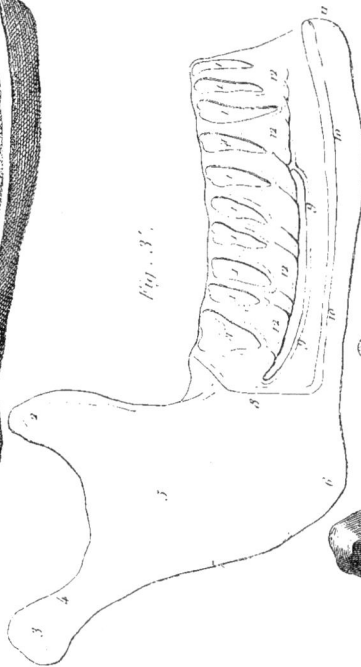

Fig. 3.'

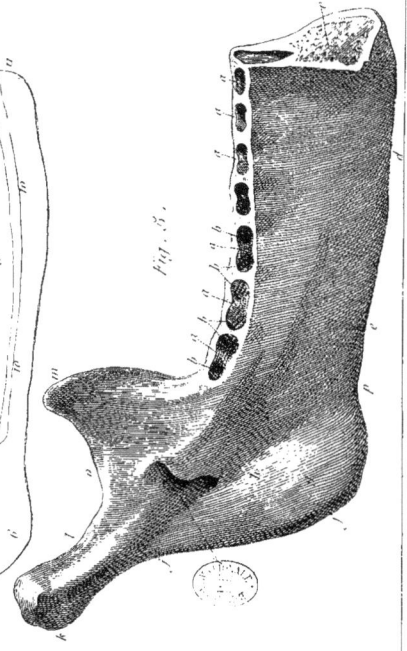

Fig. 5.

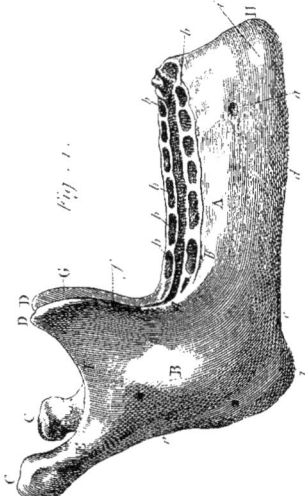

Fig. 1.

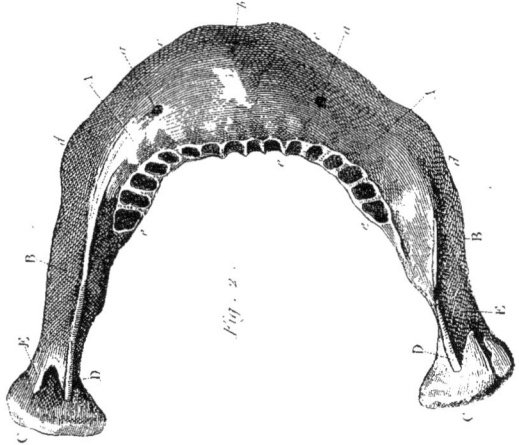

Fig. 2.

OS MAXILLAIRE INFÉRIEUR. *Structure. Développement.*

F. Dumesnil Dir. 1835.

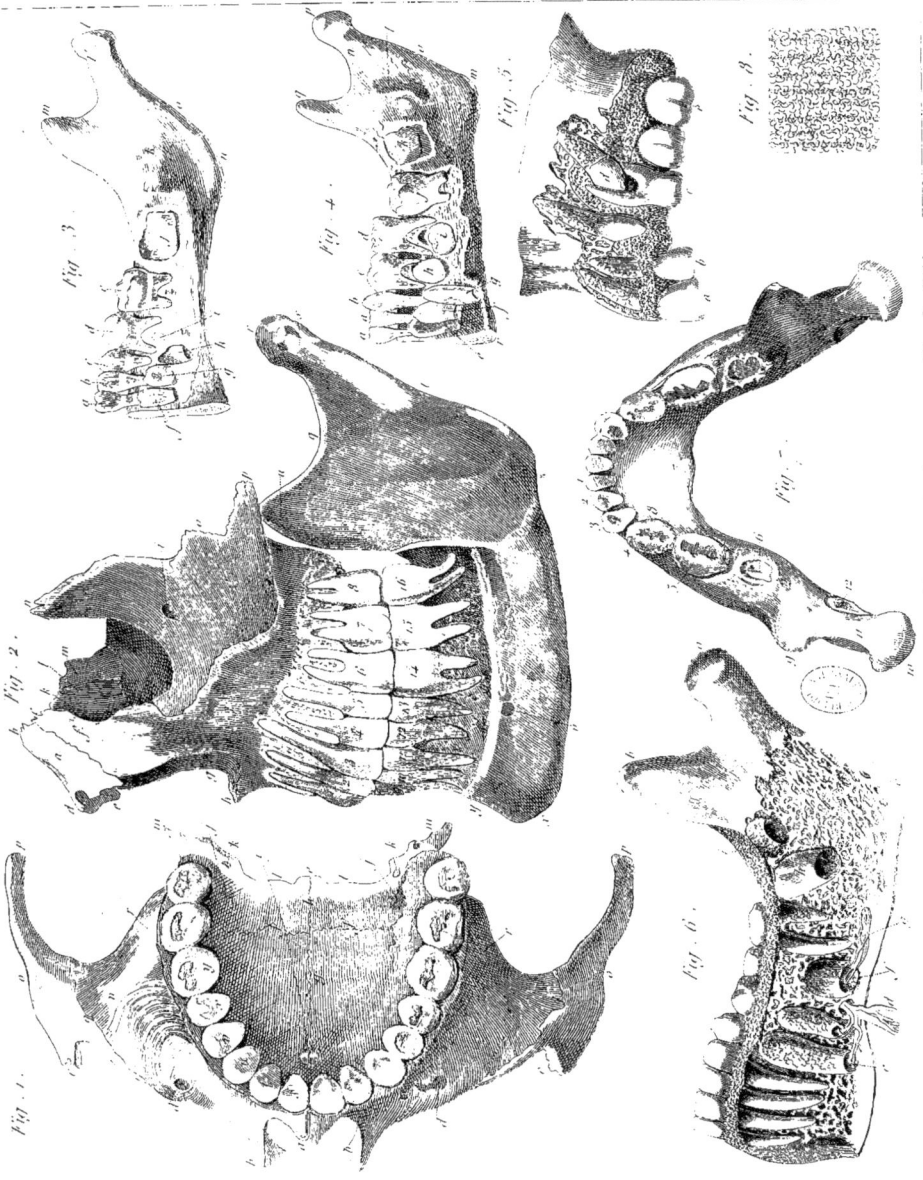

Fig. 3.

Fig. 4.

Fig. 5.

Fig. 9.

Fig. 2.

Fig. 1.

Fig. 7.

Fig. 6.

P. Dumenil lith. 18 .

OS MAXILLAIRES SUPÉRIEUR ET INFÉRIEUR, *leur Structure*, ODONTOPINE.

Pl. XXVII.

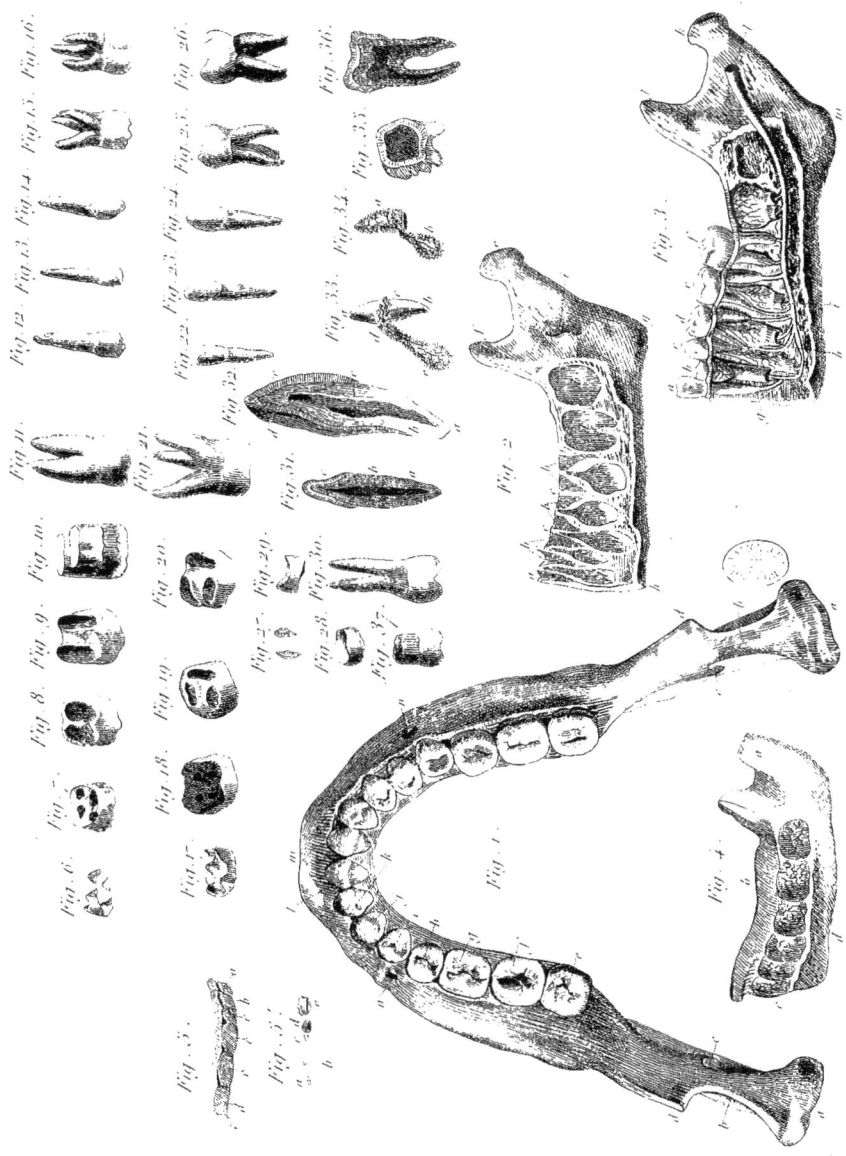

Fig. 6. Fig. 7. Fig. 8. Fig. 9. Fig. 10.
Fig. 11. Fig. 12. Fig. 13. Fig. 14. Fig. 15. Fig. 16.
Fig. 17. Fig. 18. Fig. 19. Fig. 20.
Fig. 21. Fig. 22. Fig. 23. Fig. 24. Fig. 25. Fig. 26.
Fig. 27. Fig. 28. Fig. 29. Fig. 30.
Fig. 31. Fig. 32. Fig. 33. Fig. 34. Fig. 35. Fig. 36. Fig. 37.
Fig. 1. Fig. 2. Fig. 3. Fig. 4. Fig. 5.

OS MAXILLAIRE INFÉRIEUR; ODONTOPHYE.

E. Dumenil Del. 1853.

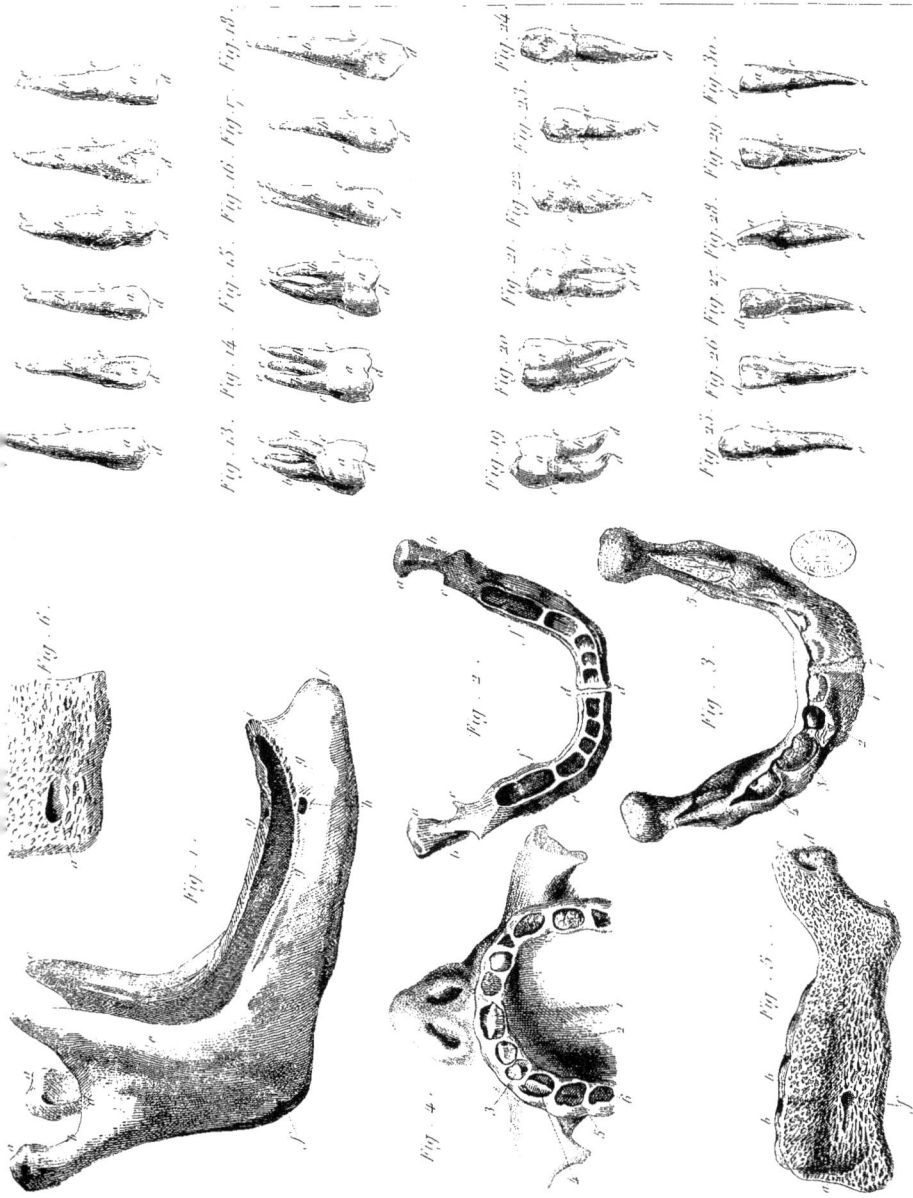

OS MAXILLAIRE INFÉRIEUR, *Structure, Développement;* DENTS; ODONTOPHYE.

P.Dumenil Dir.t 1851.

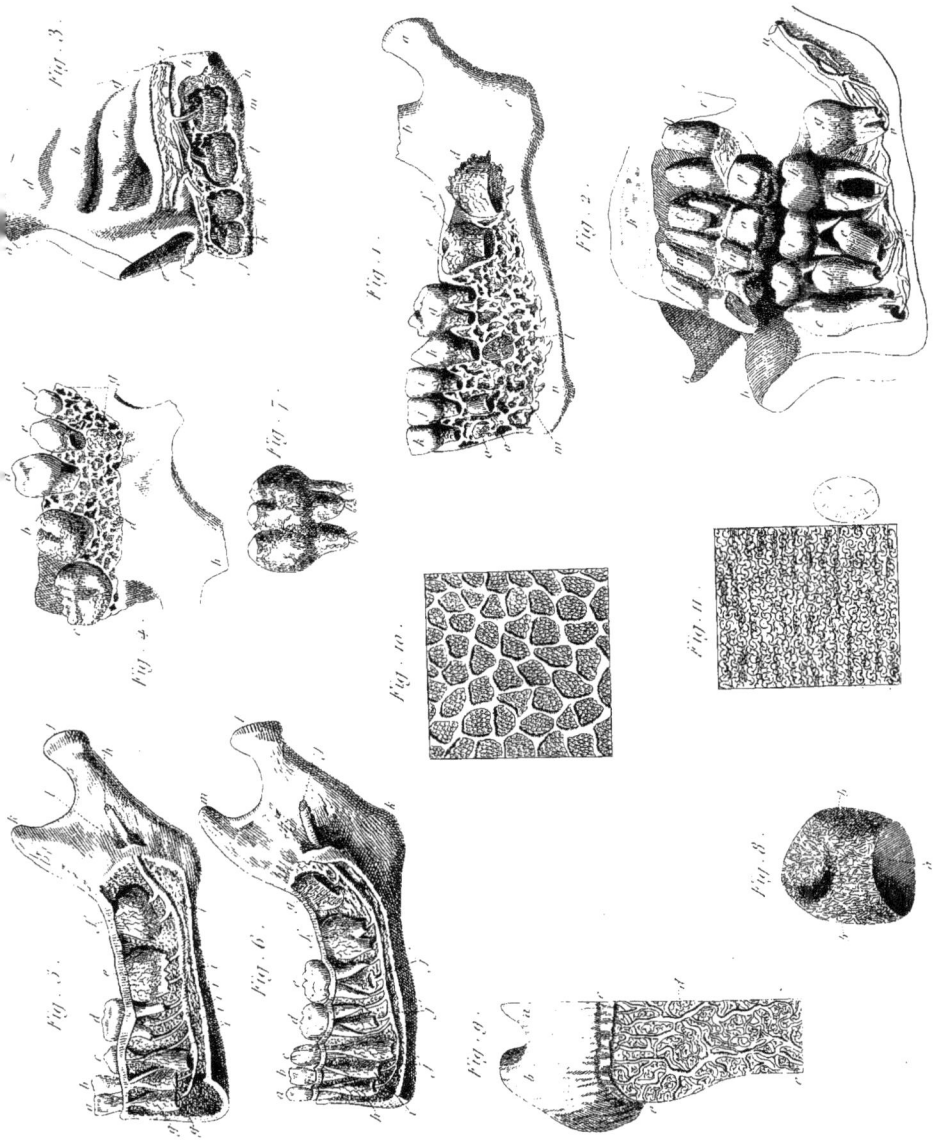

ODONTOPINE STRUCTURE DES DENTS.

P. Dumenil Dir. 1837.

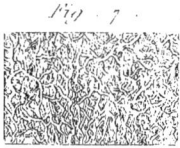

Fig. 7.

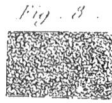

Fig. 8.

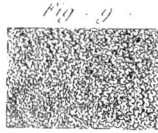

Fig. 9.

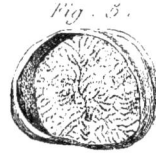

Fig. 5.

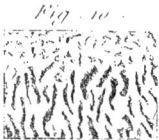

Fig. 10.

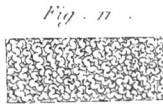

Fig. 11.

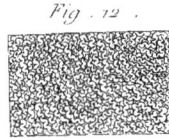

Fig. 12.

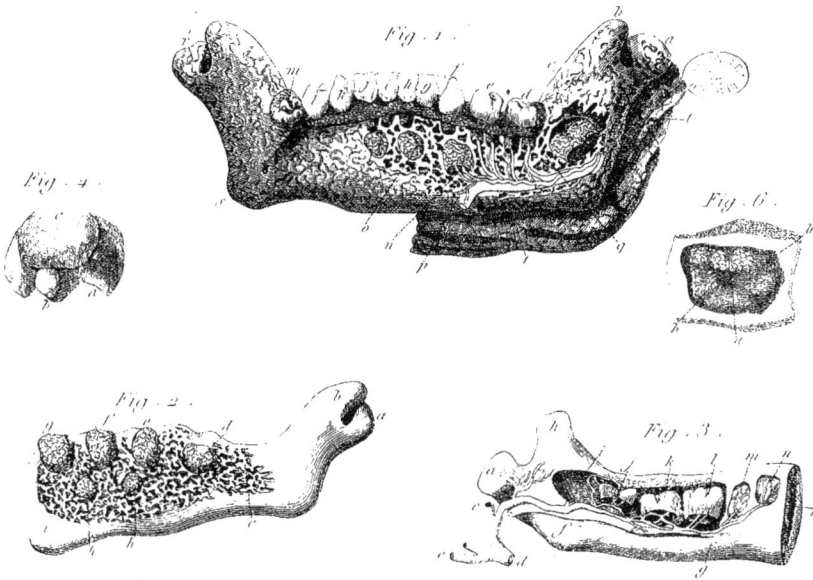

Fig. 1.

Fig. 4.

Fig. 6.

Fig. 2.

Fig. 3.

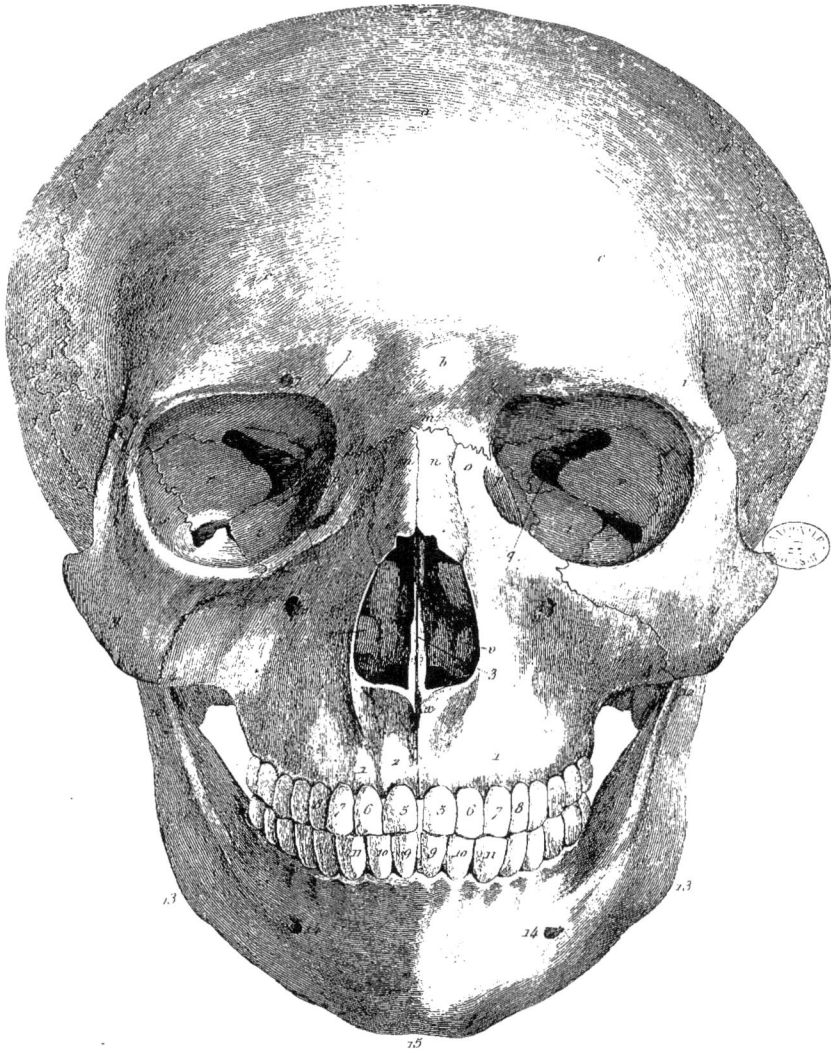

P. Duménil Dir. 1831.

TÊTE *vue par la face antérieure*.

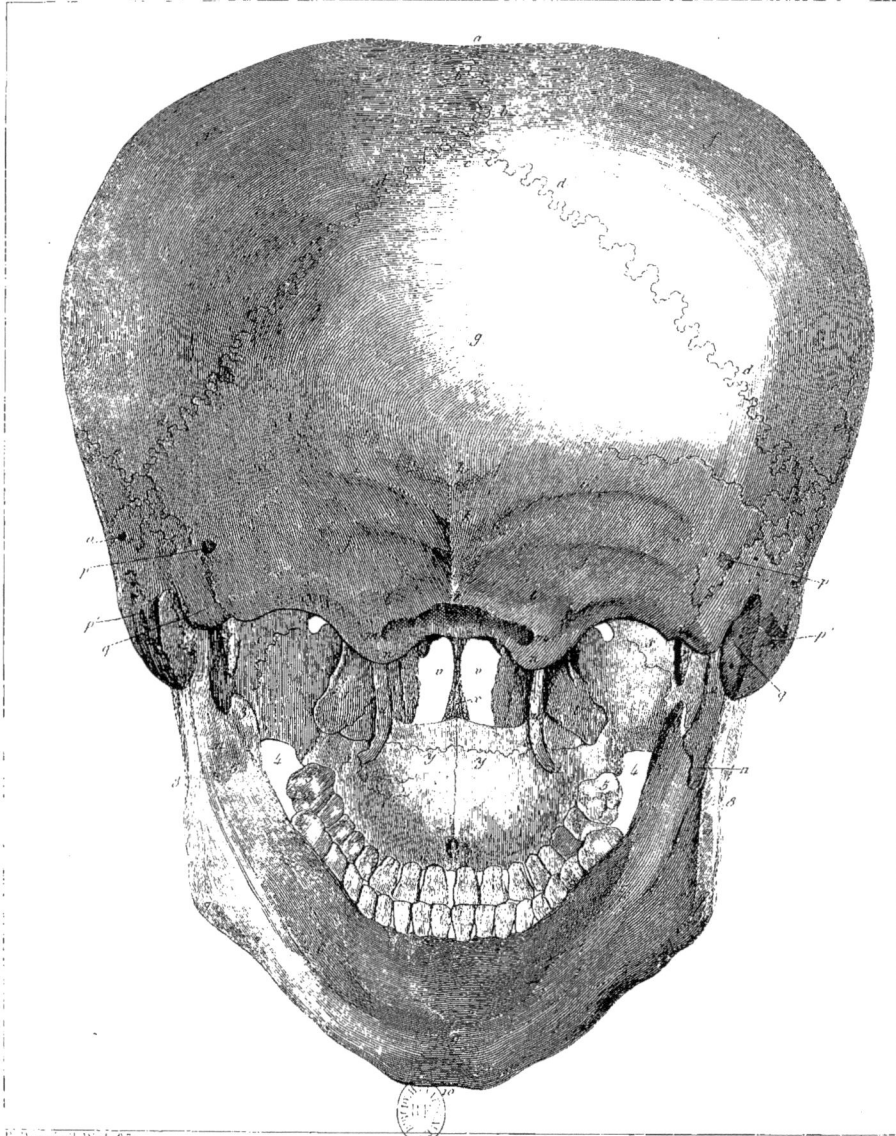

TÊTE *vue par la face postérieure.*

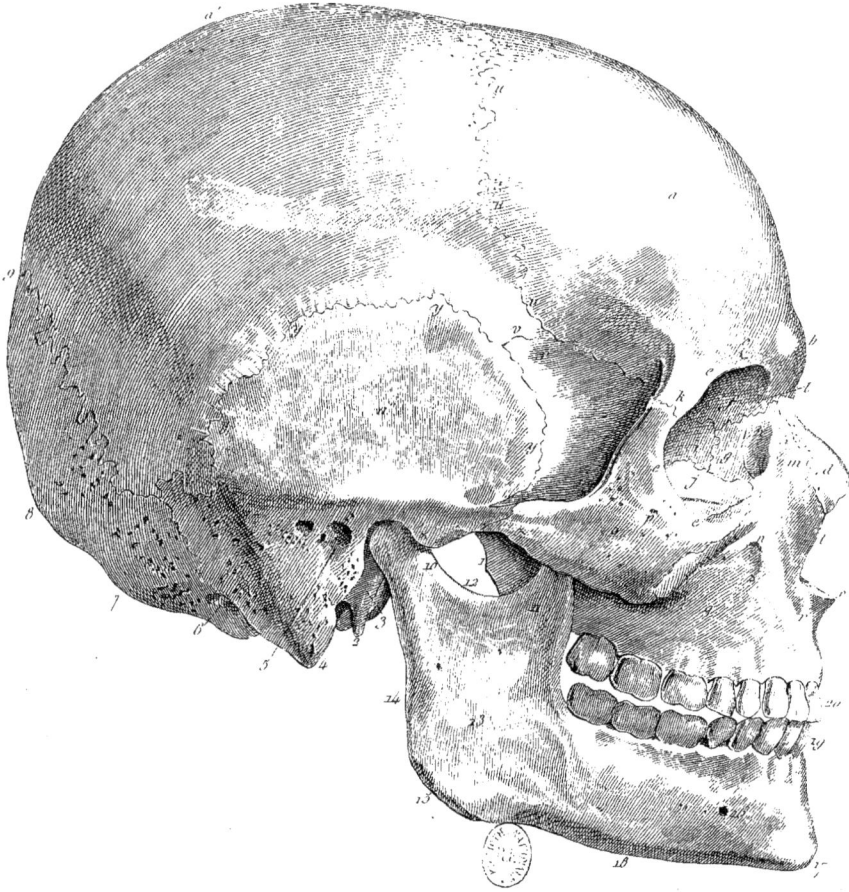

ENSEMBLE DE LA TÊTE, *vue de côté, le* CRANE *et la* FACE *étant réunis*.

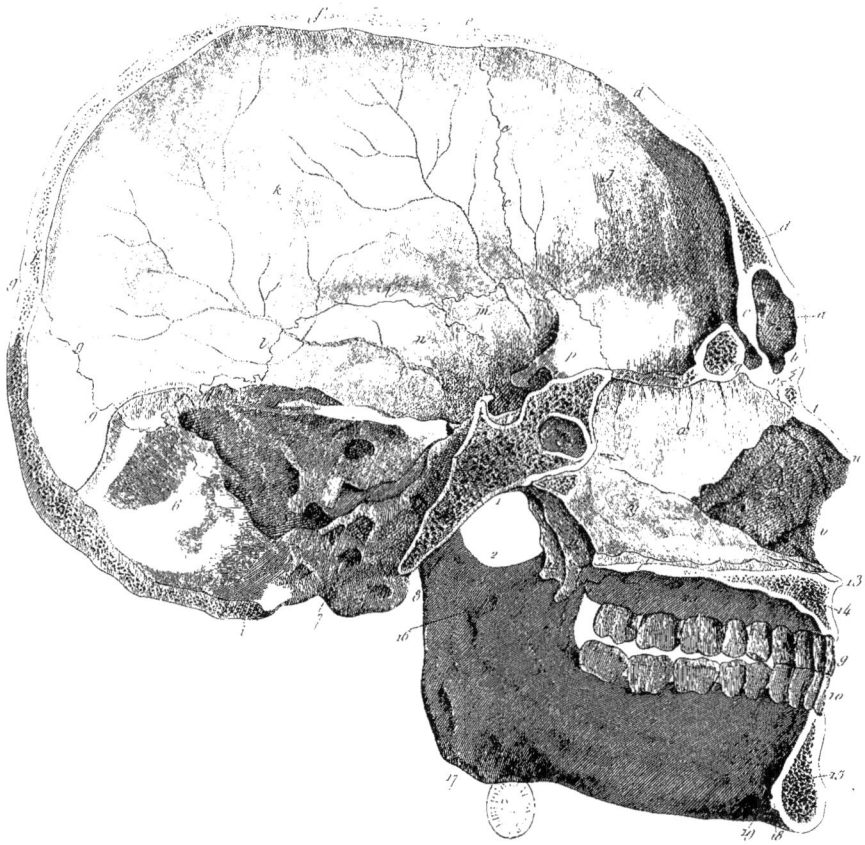

COUPE VERTICALE DE LA TÊTE *suivant son diamètre antéro-postérieur.*

Fig. 1.

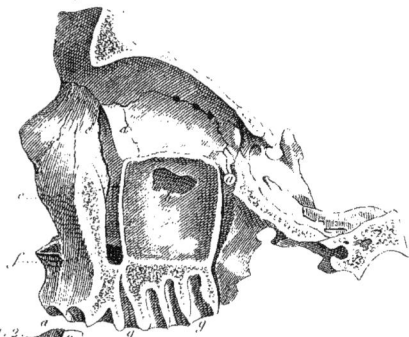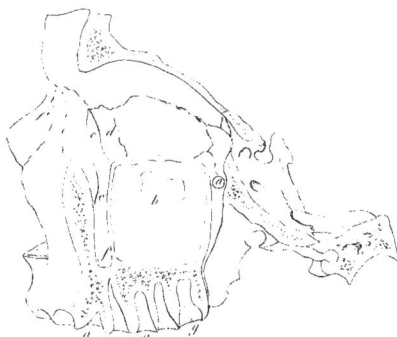

Fig. 2.

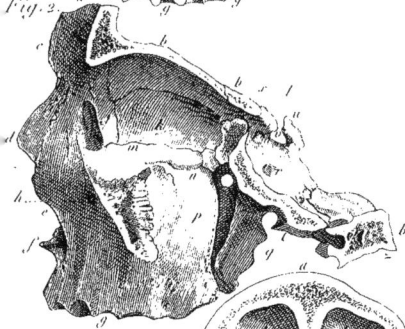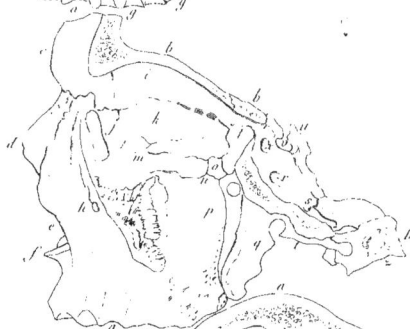

Fig. 3.

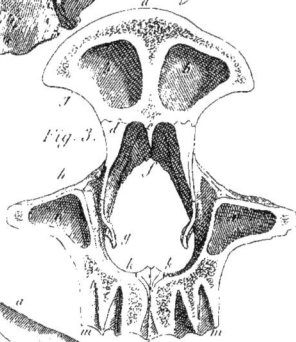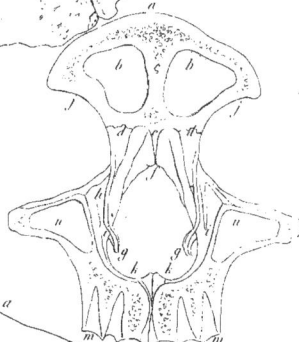

Fig. 4.

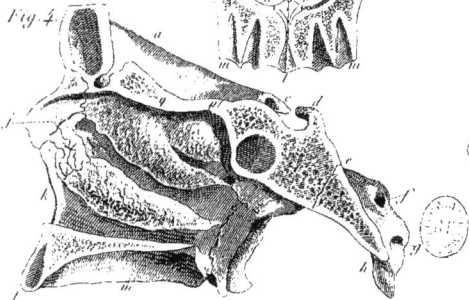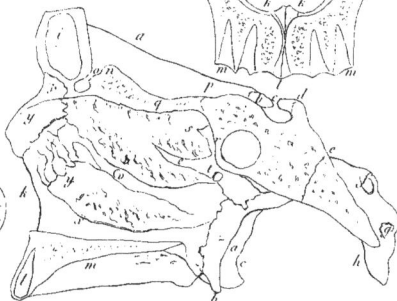

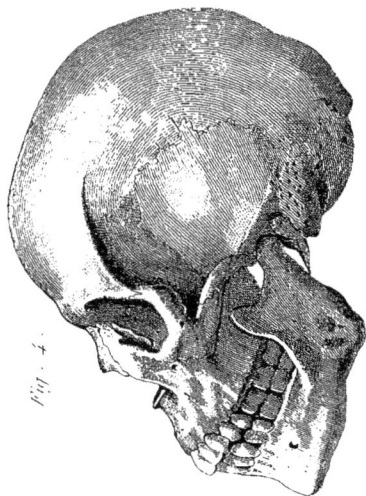

Fig. 1.

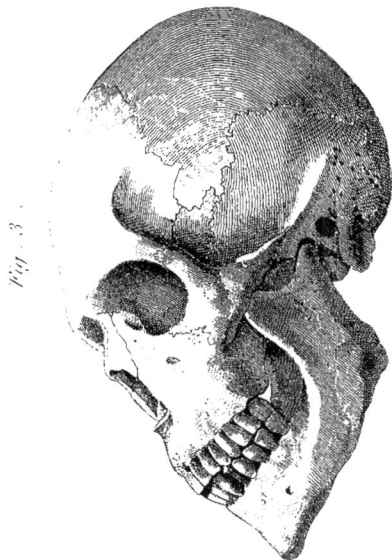

Fig. 3.

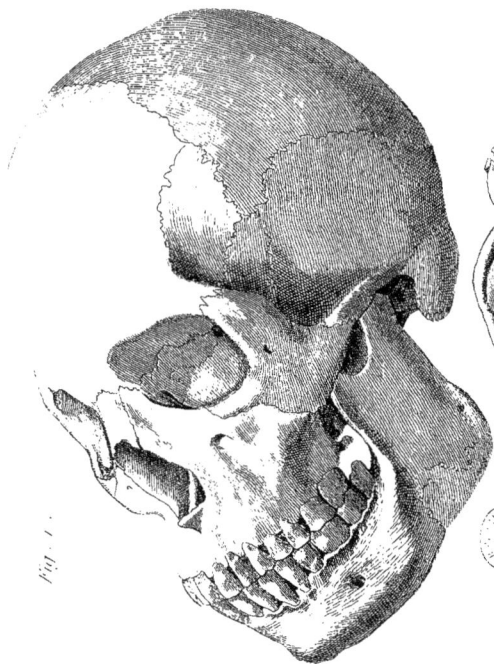

Fig. 2.

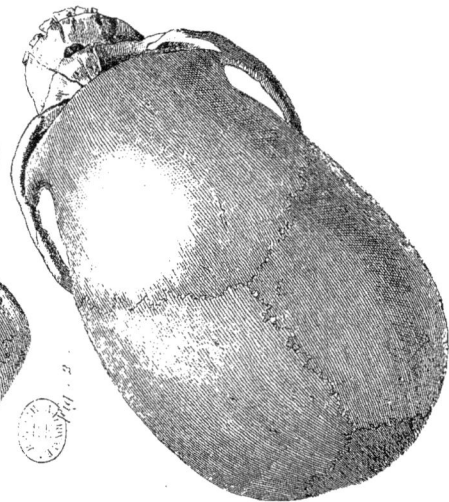

Fig. 4.

TÊTE. *Variétés de formes.*

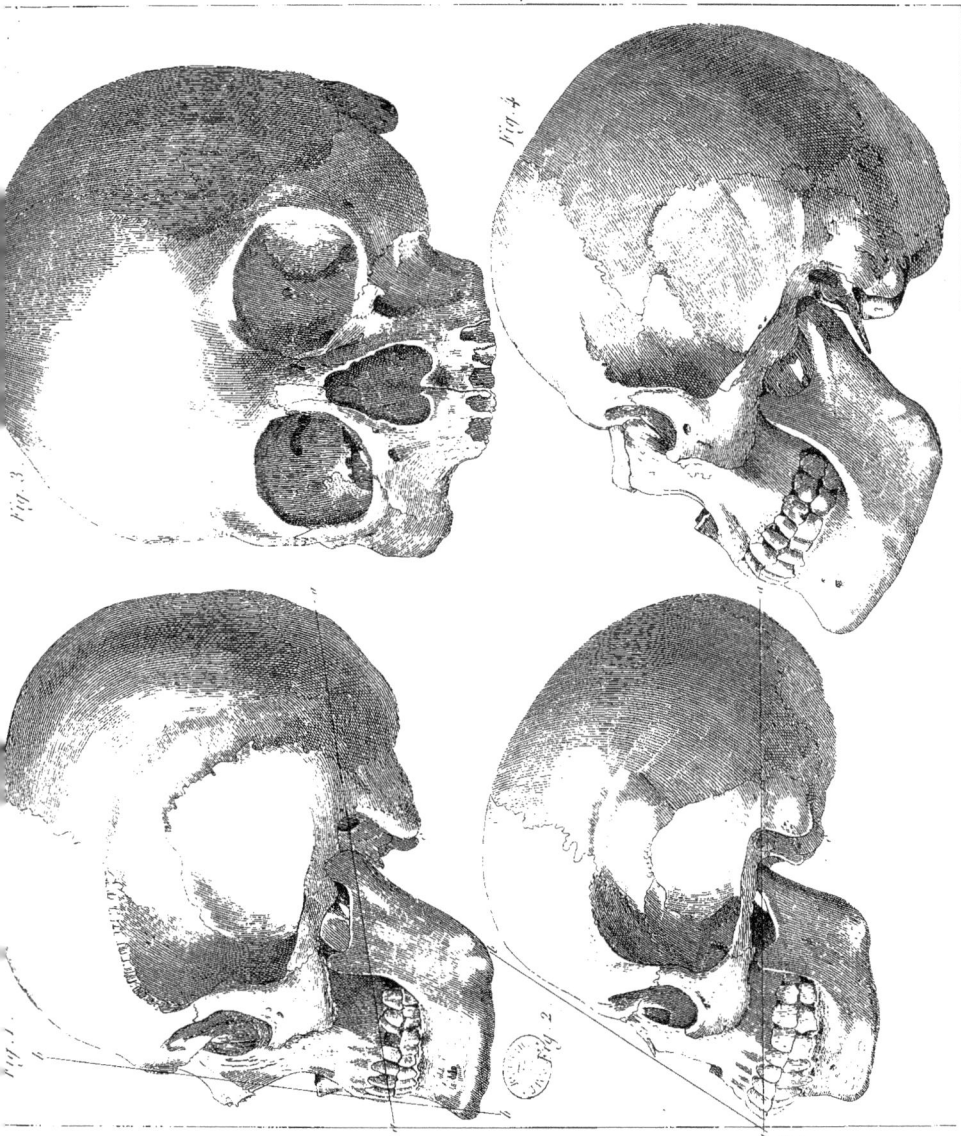

TÊTE . VARIÉTÉS DE FORMES.

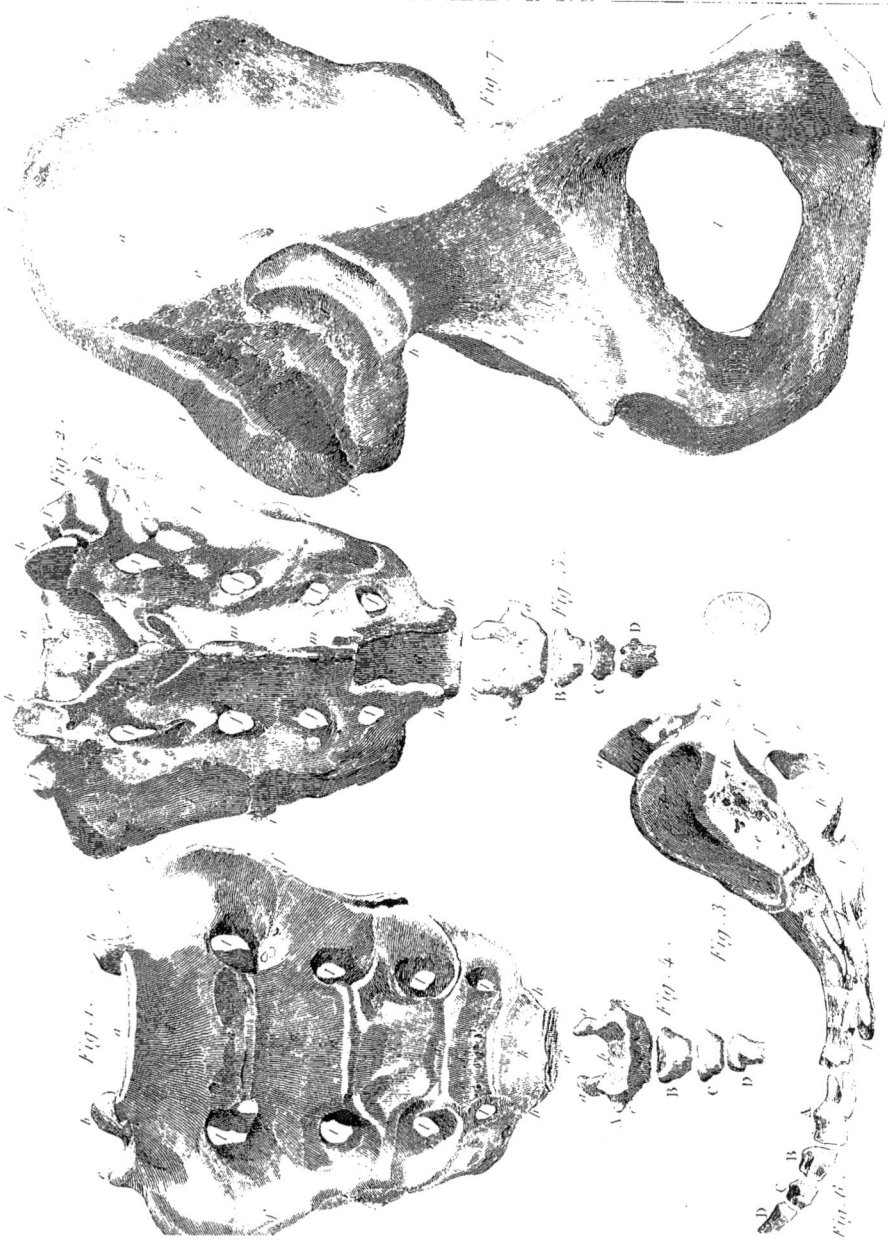

SACRUM; COCCYX; OS COXAL.

Fig. 1. Fig. 2. Fig. 3. Fig. 4. Fig. 5. Fig. 6. Fig. 7.

Imp. Becquet.

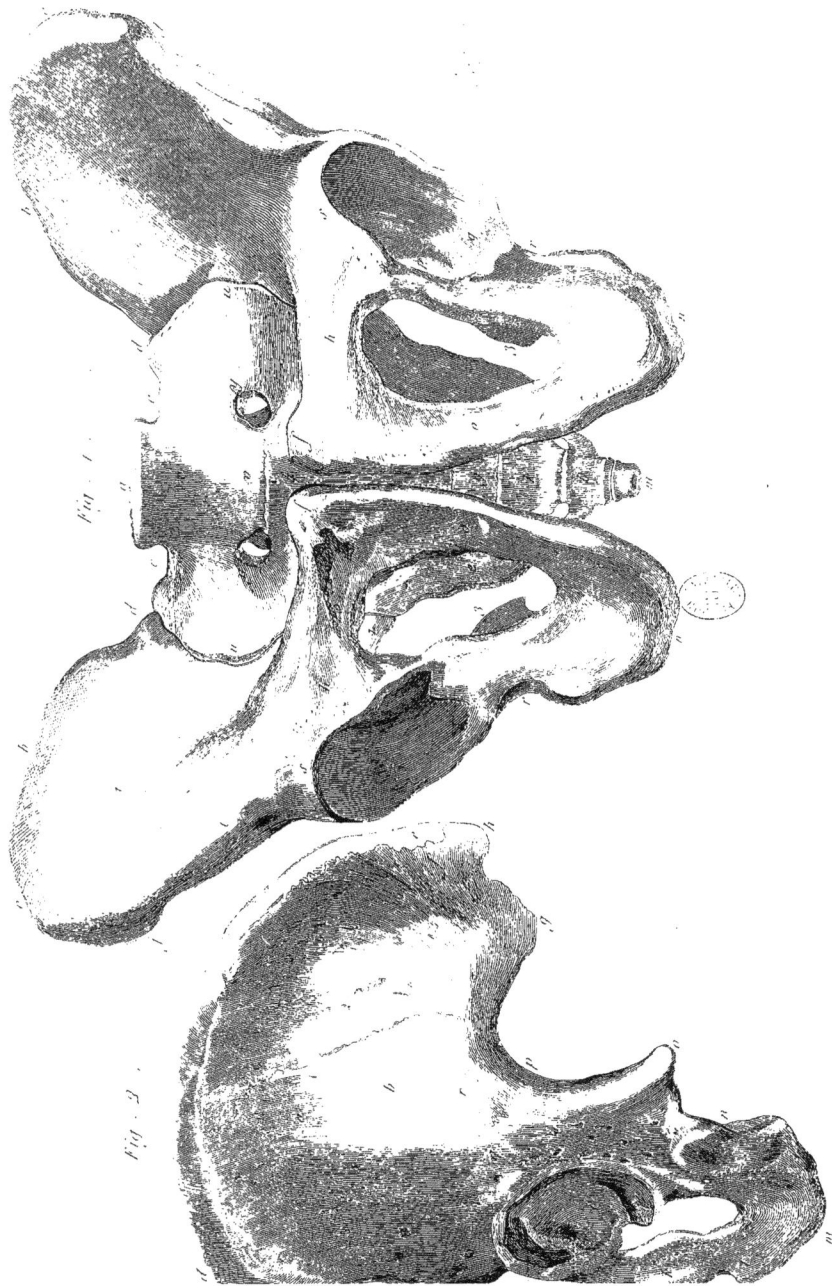

Fig. 2.

Fig. 1.

OS COXAL.— BASSIN *vu par la face antérieure*

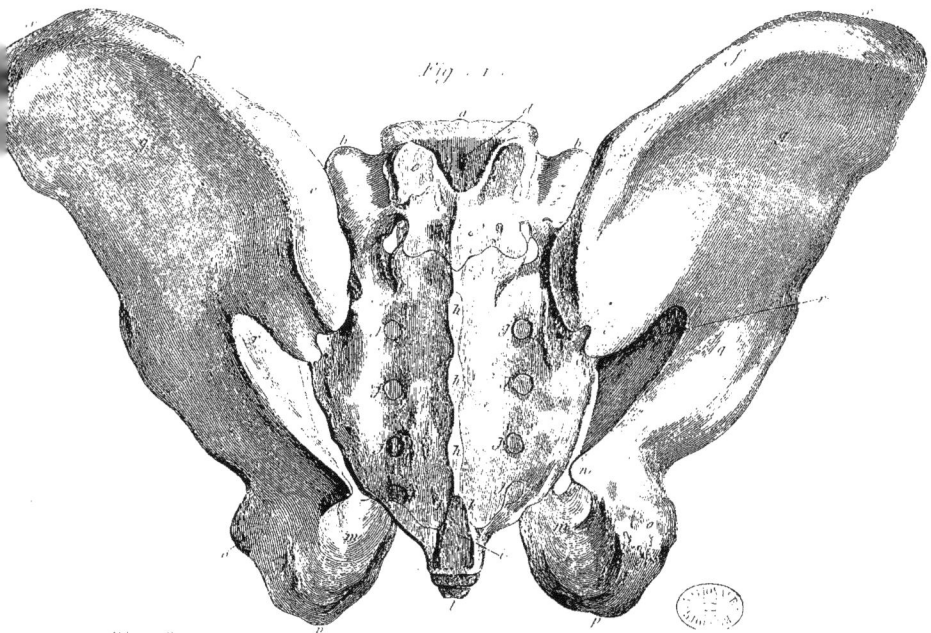

Fig. 1.

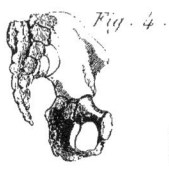

Fig. 3. Fig. 4. Fig. 2.

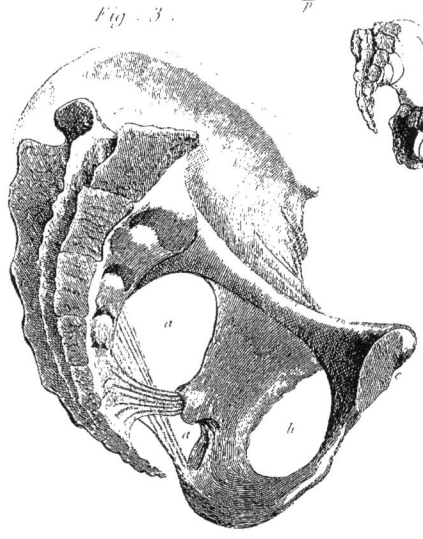

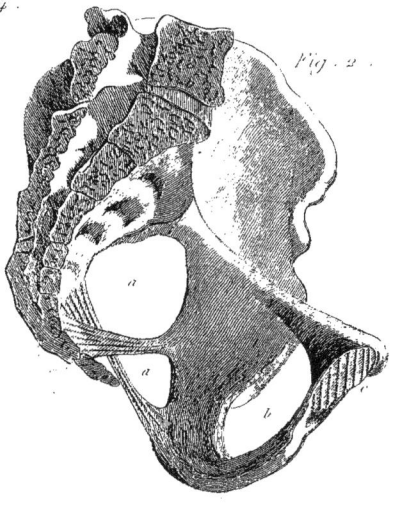

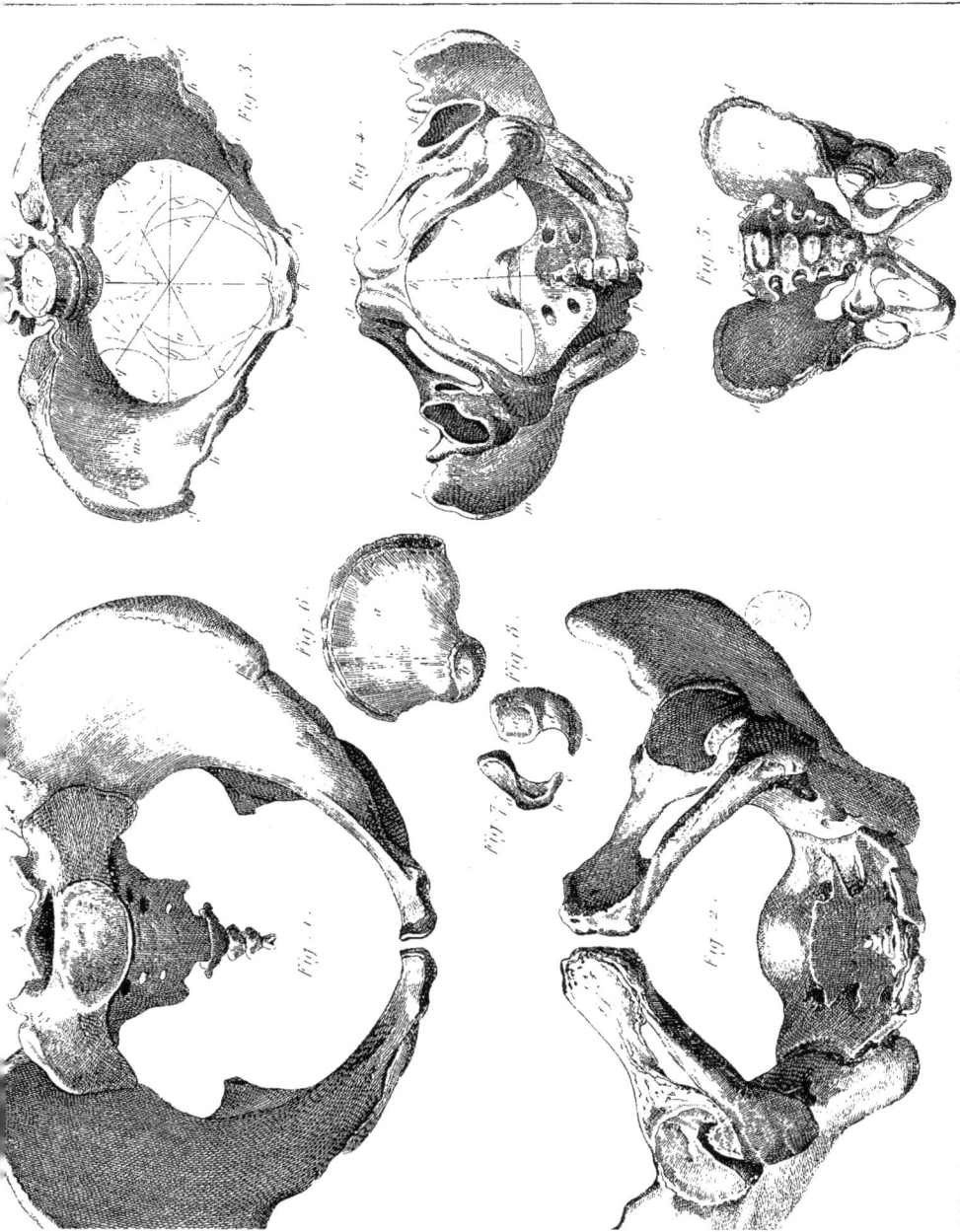

Fig. 3.

Fig. 4.

Fig. 5.

Fig. 6.

Fig. 8.

Fig. 7.

Fig. 1.

Fig. 2.

BASSIN. — *Dimensions. Diamètres. Développement.*

Imp. 145.

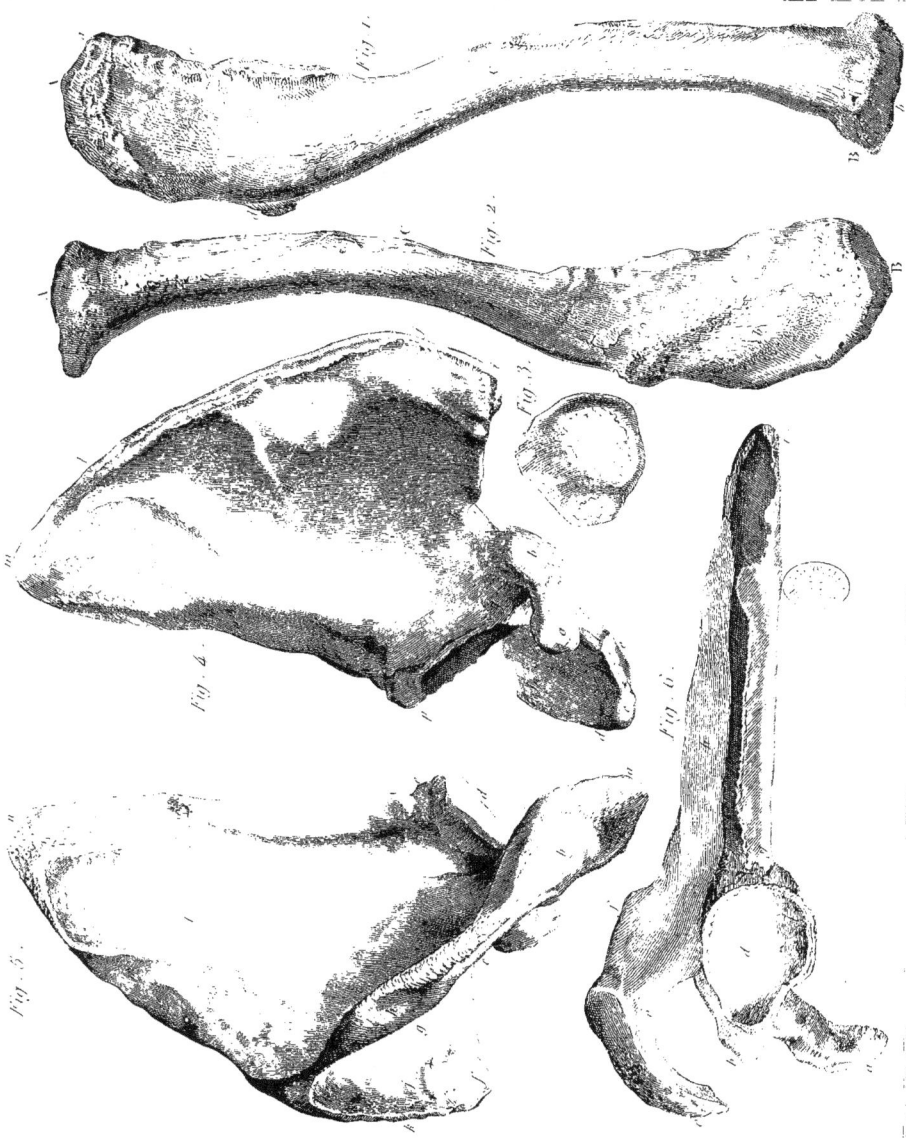

F. Dumenil Del. 1851.

OS DE L'ÉPAULE.

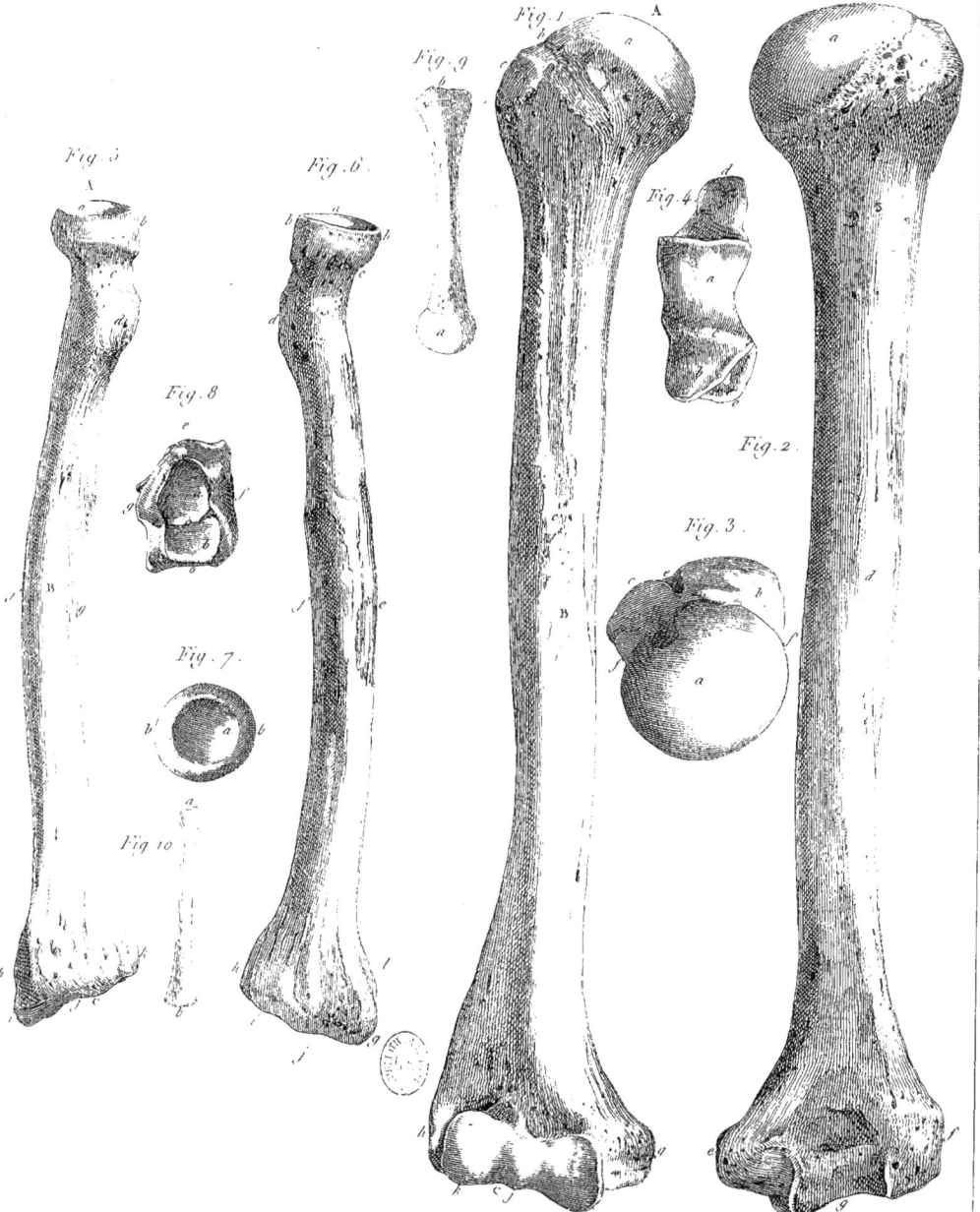

Fig. 1.

Fig. 2.

Fig. 3.

Fig. 4.

Fig. 5.

Fig. 6.

Fig. 7.

Fig. 8.

Fig. 9.

Fig. 10.

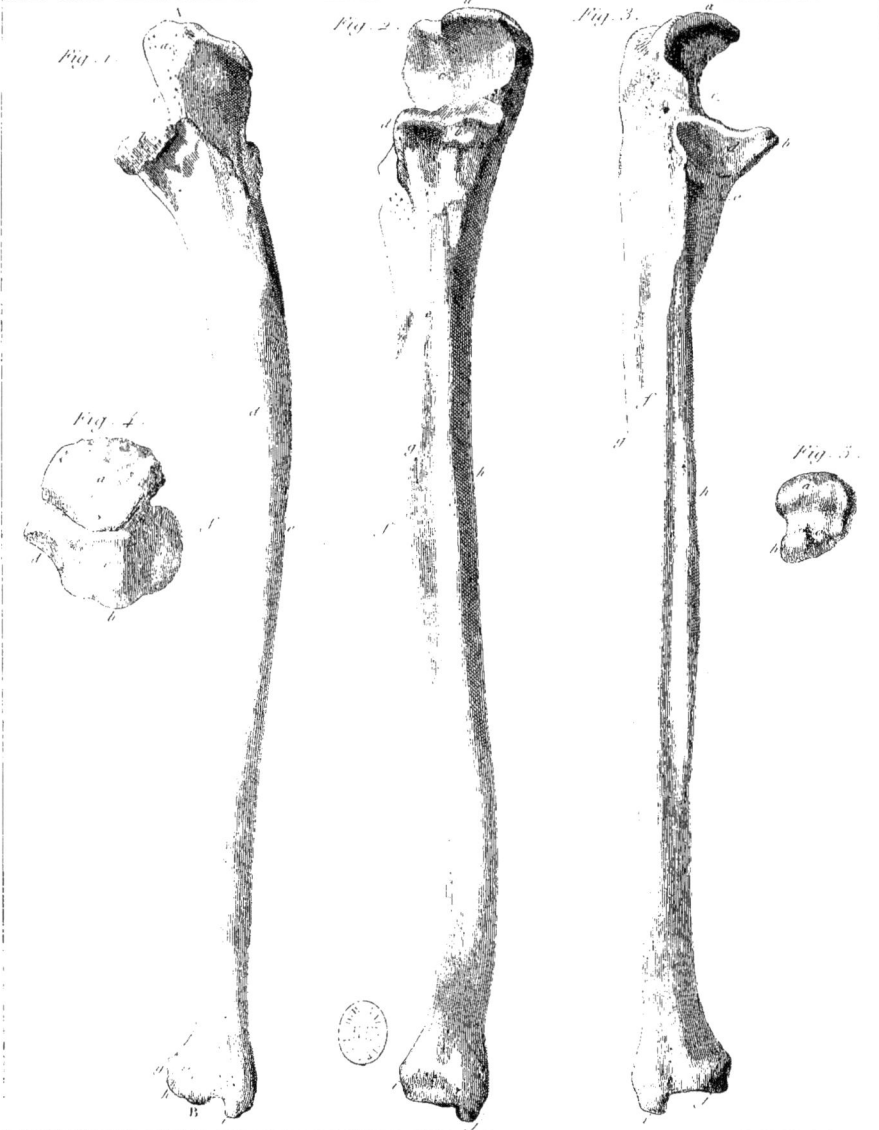

Fig. 1.

Fig. 2.

Fig. 3.

Fig. 4.

Fig. 5.

CUBITUS.

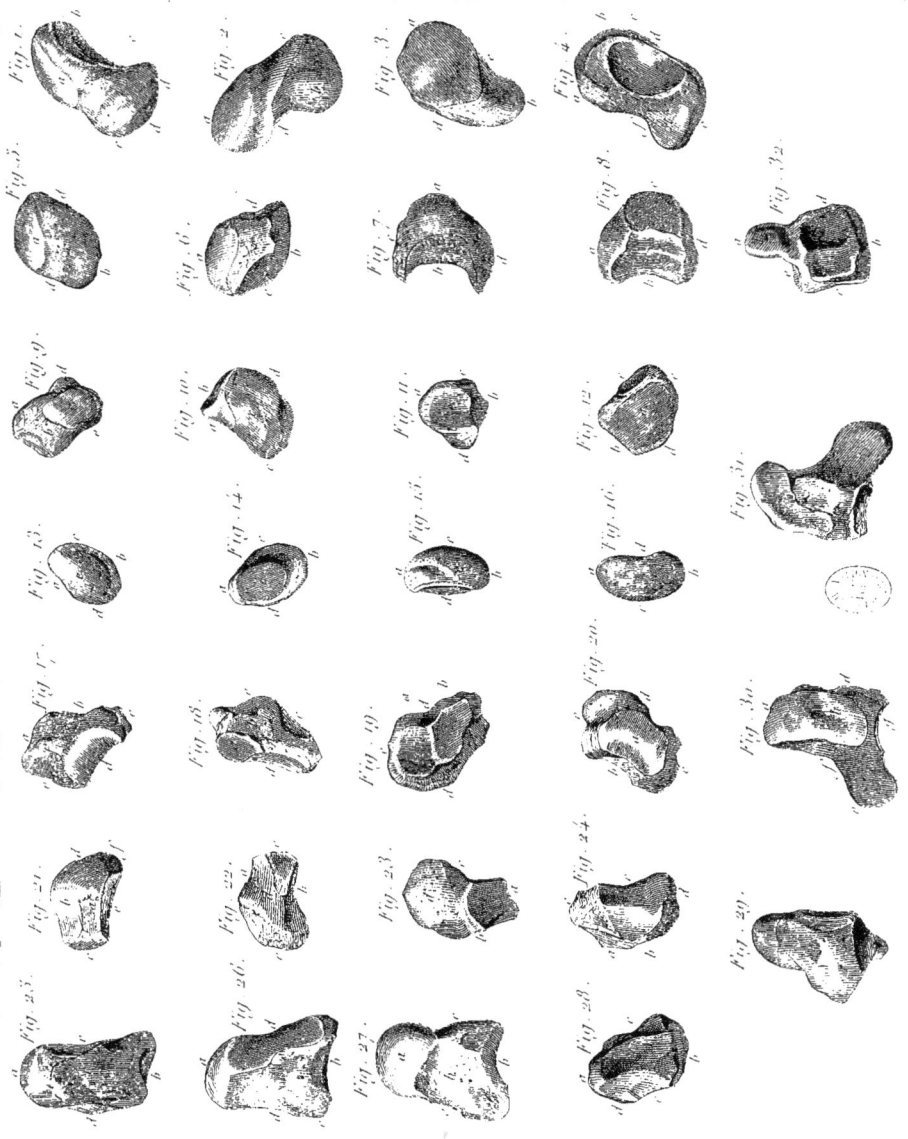

Fig. 1. Fig. 2. Fig. 3. Fig. 4.
Fig. 5. Fig. 6. Fig. 7. Fig. 8. Fig. 32.
Fig. 9. Fig. 10. Fig. 11. Fig. 12.
Fig. 13. Fig. 14. Fig. 15. Fig. 16. Fig. 31.
Fig. 17. Fig. 18. Fig. 19. Fig. 20. Fig. 30.
Fig. 21. Fig. 22. Fig. 23. Fig. 24. Fig. 29.
Fig. 25. Fig. 26. Fig. 27. Fig. 28.

OS DU CARPE.

P. Dumesnil Dir. 1851.

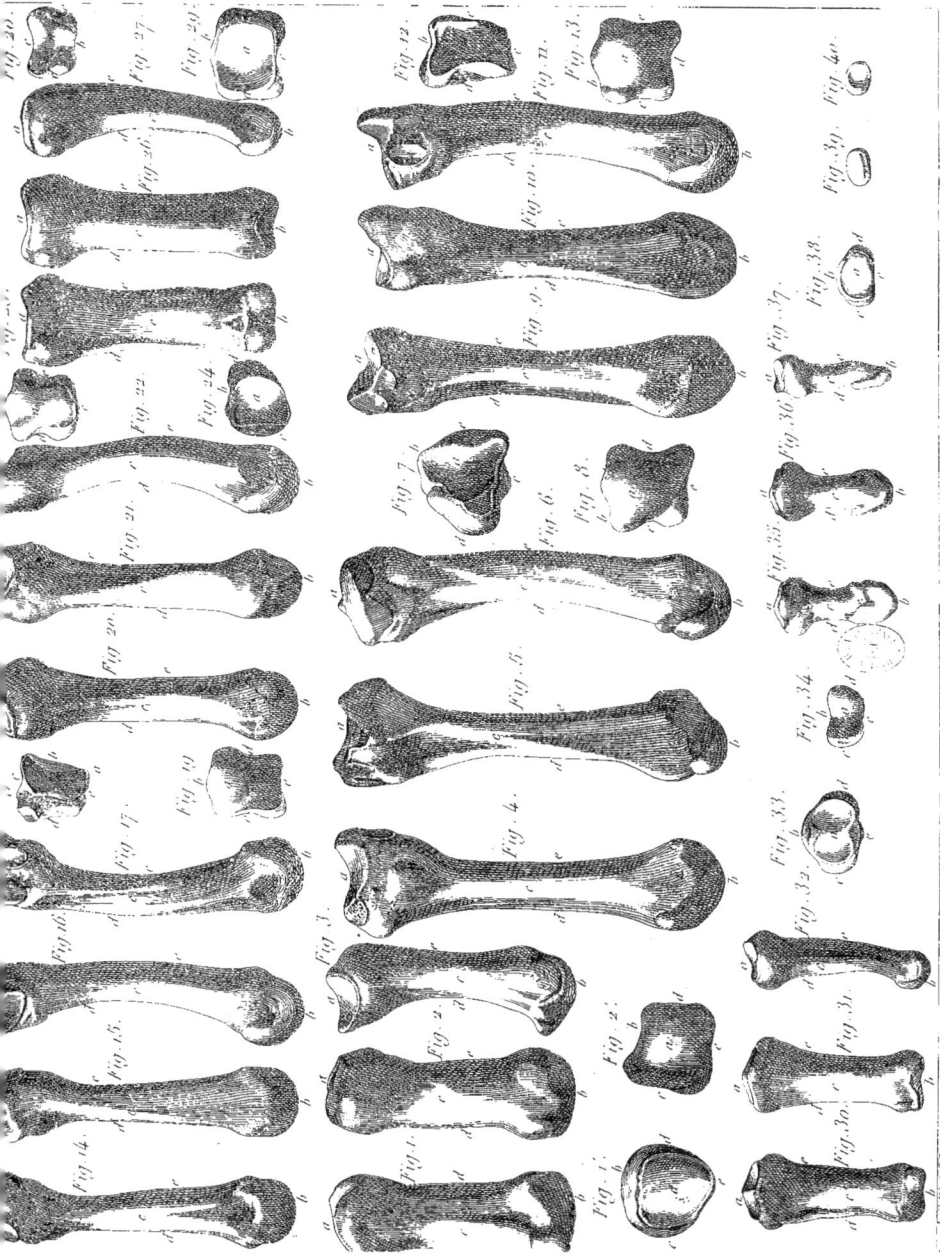

OS DU MÉTACARPE ET DES DOIGTS.

Pl. LII.

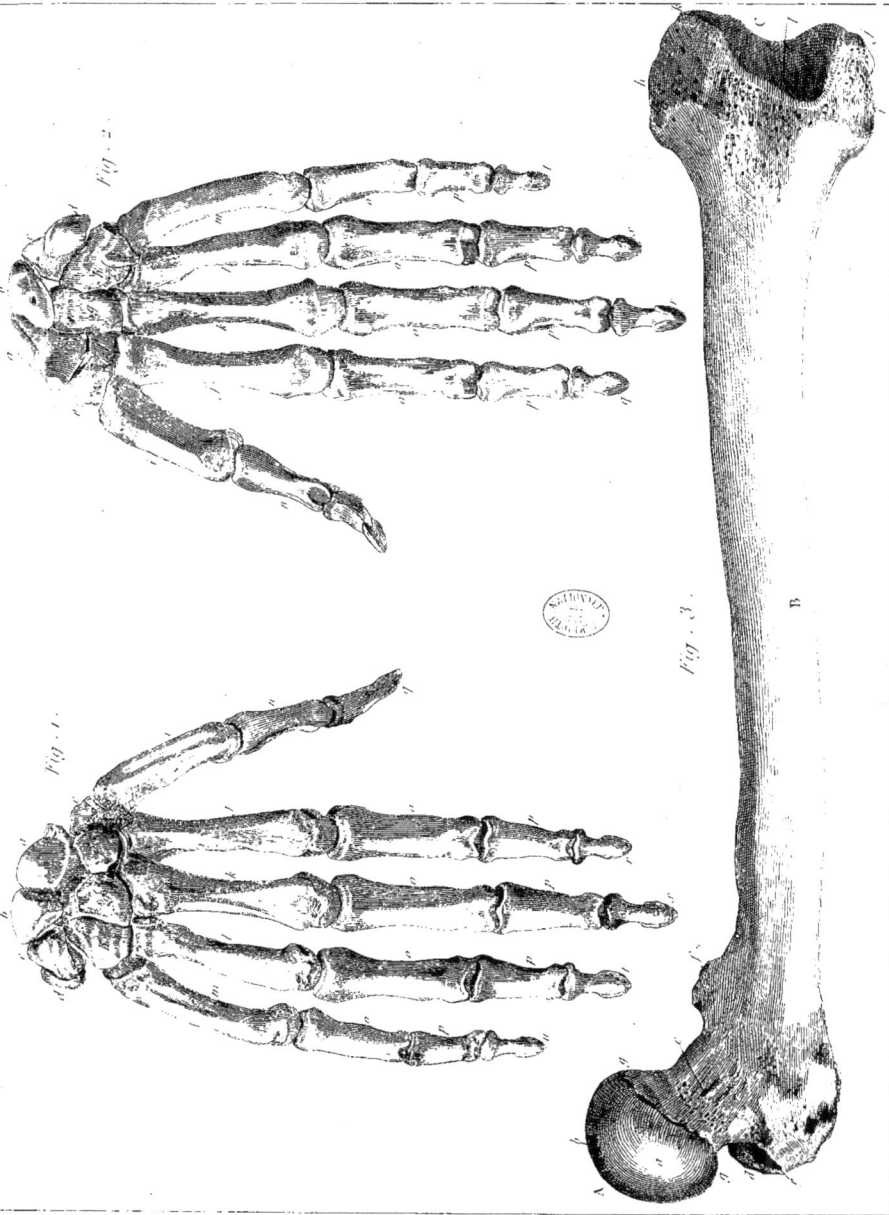

Anatomie descriptive. Squelettologie.

Fig. 1.

Fig. 2.

Fig. 3.

B.

P. Dumesnil Del. 1851.

ENSEMBLE DES OS DE LA MAIN. — FÉMUR.

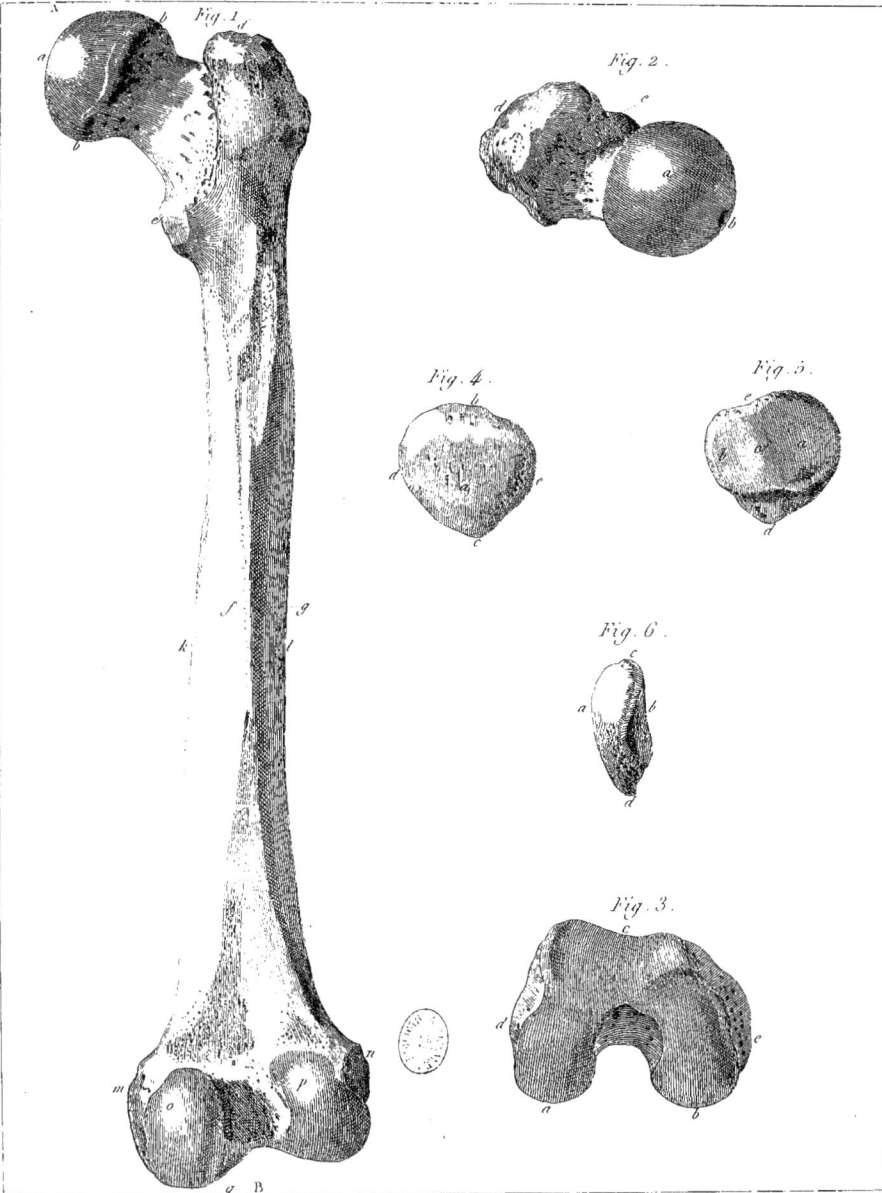

Os de la Cuisse FÉMURS ET ROTULE .

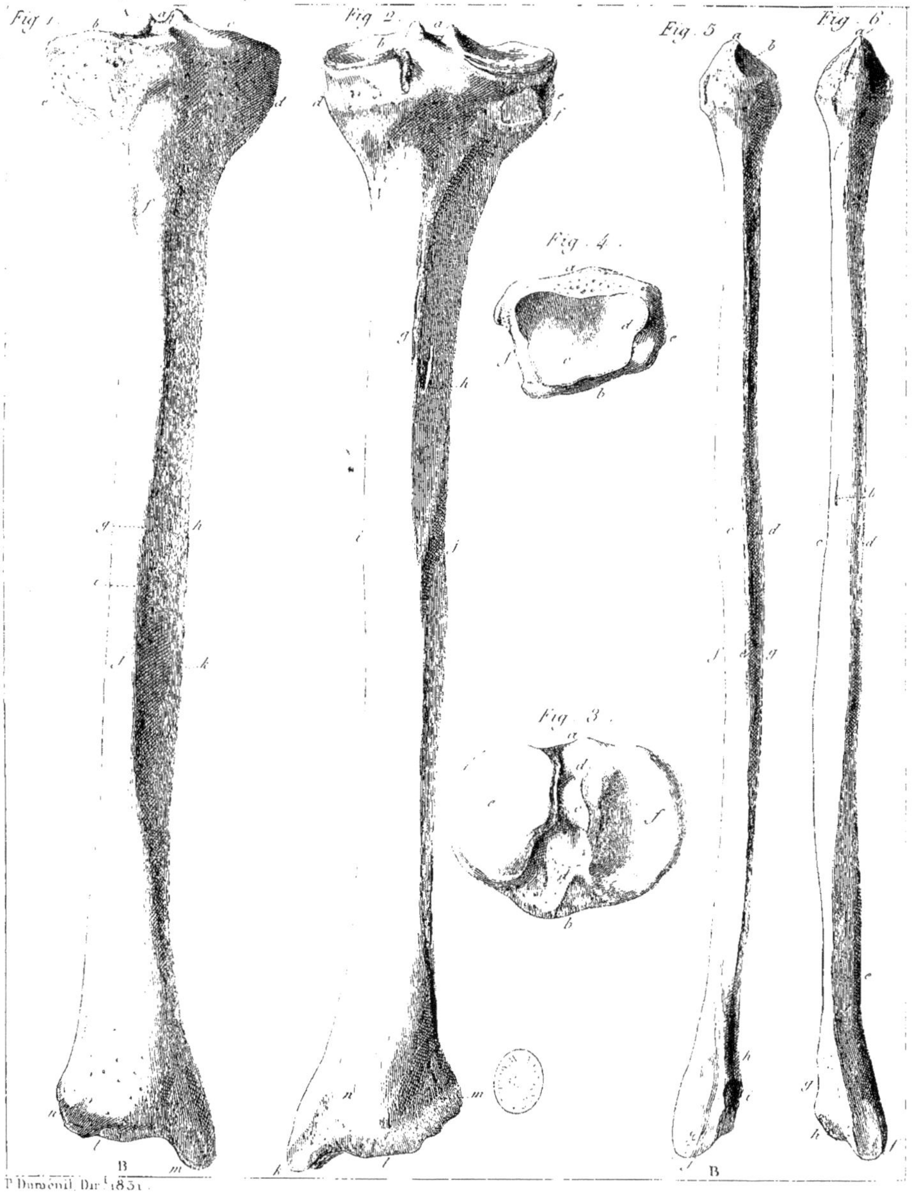

Fig. 1. Fig. 2. Fig. 5. Fig. 6.

Fig. 4.

Fig. 3.

B B

P. Duménil. Dir. 1831.

OS DE LA JAMBE.

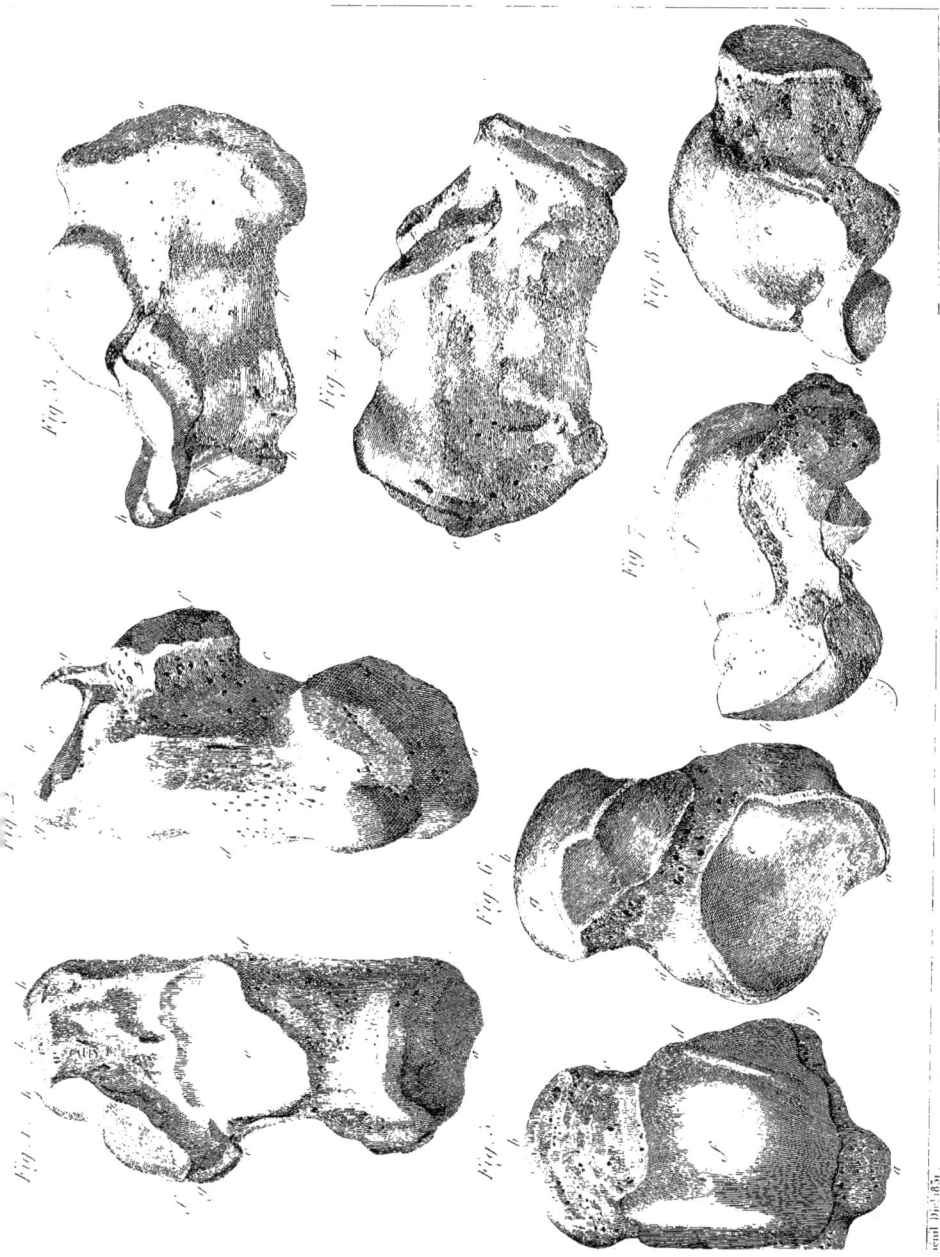

Fig. 3.

Fig. 4.

Fig. 8.

Fig. 2.

Fig. 7.

Fig. 1.

Fig. 6.

Fig. 5.

CALCANÉUM ET ASTRAGALE, *du même pied.*

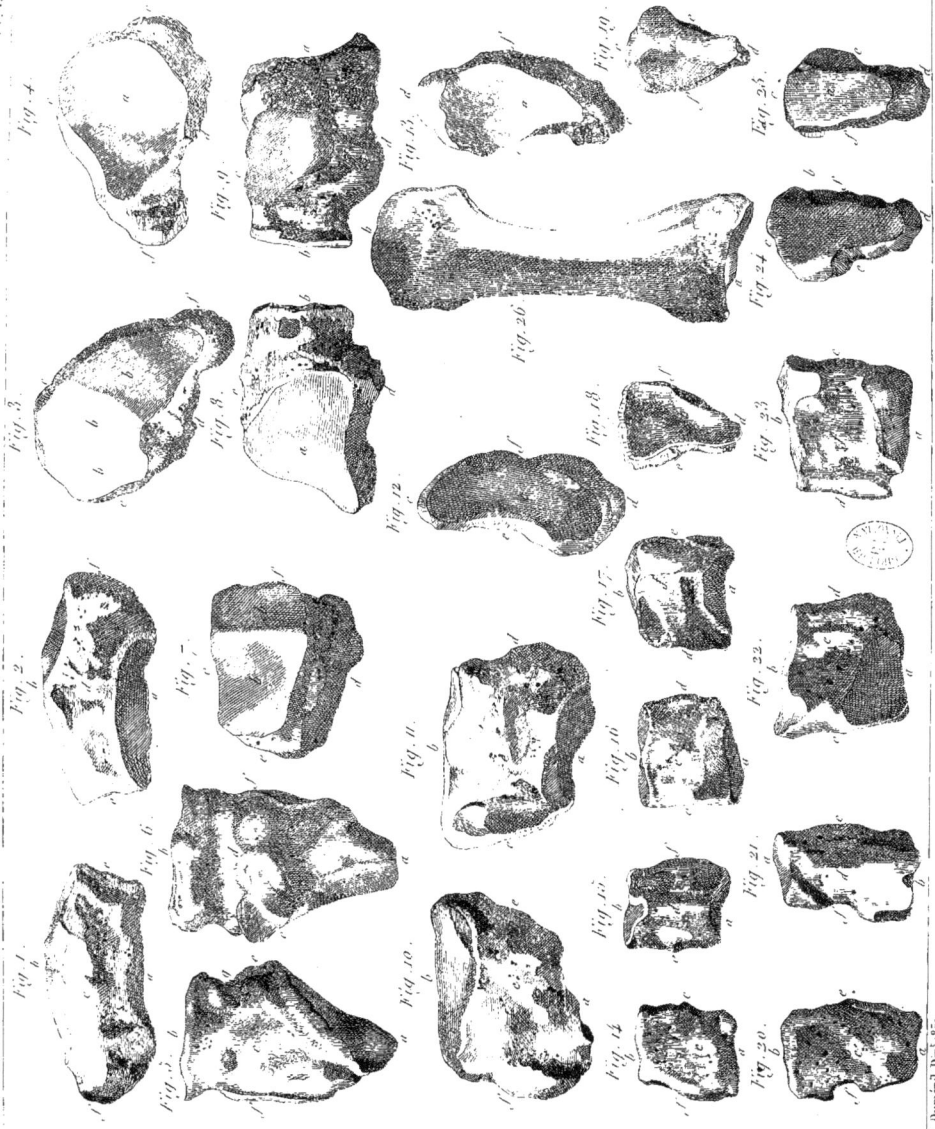

SCAPHOÏDE. CUBOÏDE. *les trois* CUNÉIFORMES *et le premier* MÉTATARSIENS.

Pl. LXVI.

Anatomie descriptive. Myologie.

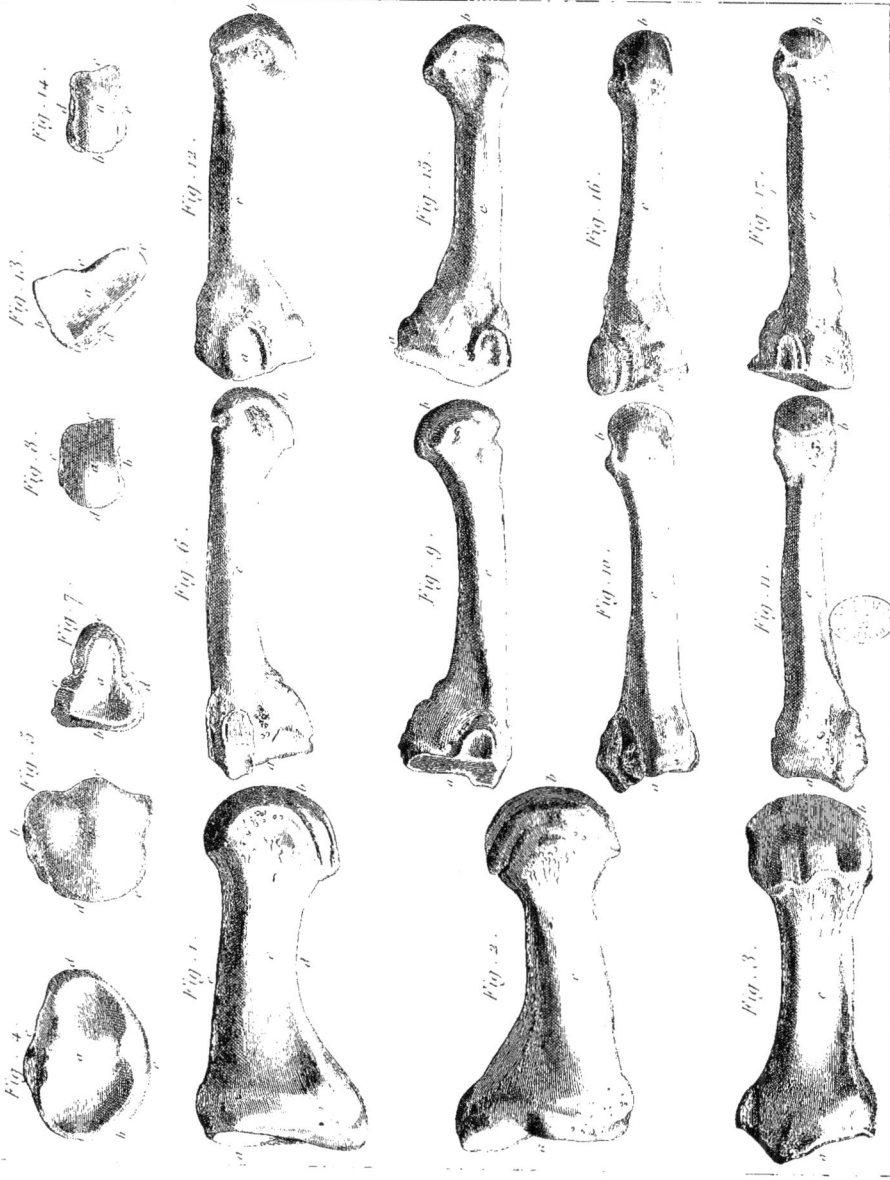

Fig. 1. Fig. 2. Fig. 3. Fig. 4. Fig. 5. Fig. 6. Fig. 7. Fig. 8. Fig. 9. Fig. 10. Fig. 11. Fig. 12. Fig. 13. Fig. 14. Fig. 15. Fig. 16. Fig. 17.

OS DU MÉTATARSE.

P. Dumenil Dir 1835.

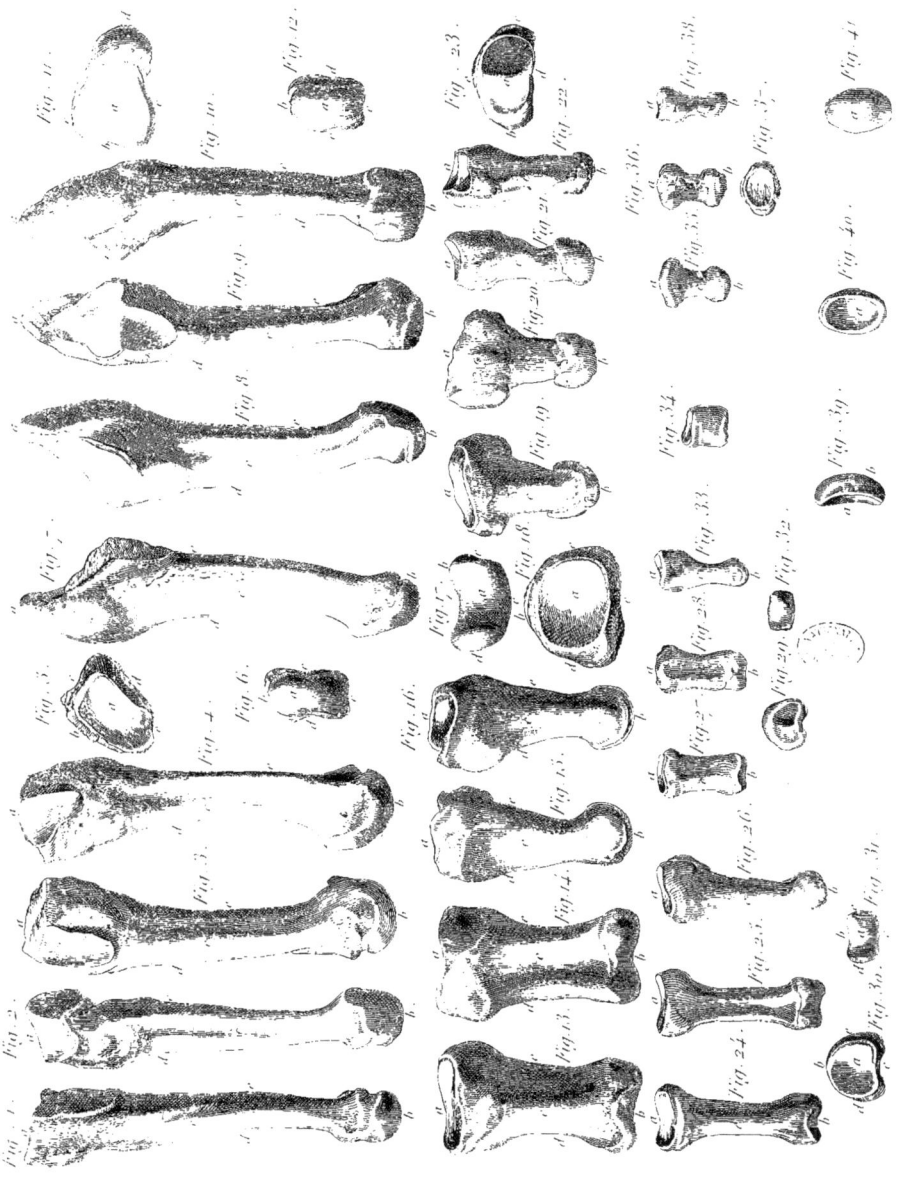

OS DU MÉTATARSE — PHALANGES DES ORTEILS.

Fig. 1. *Fig. 3.* *Fig. 2.*

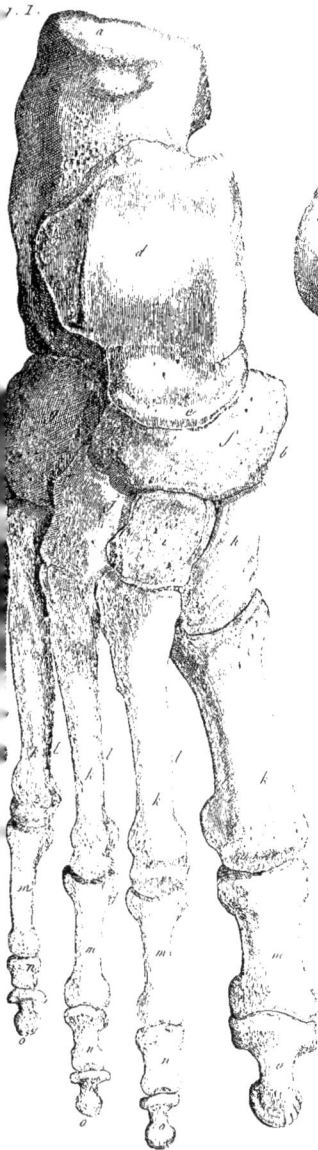
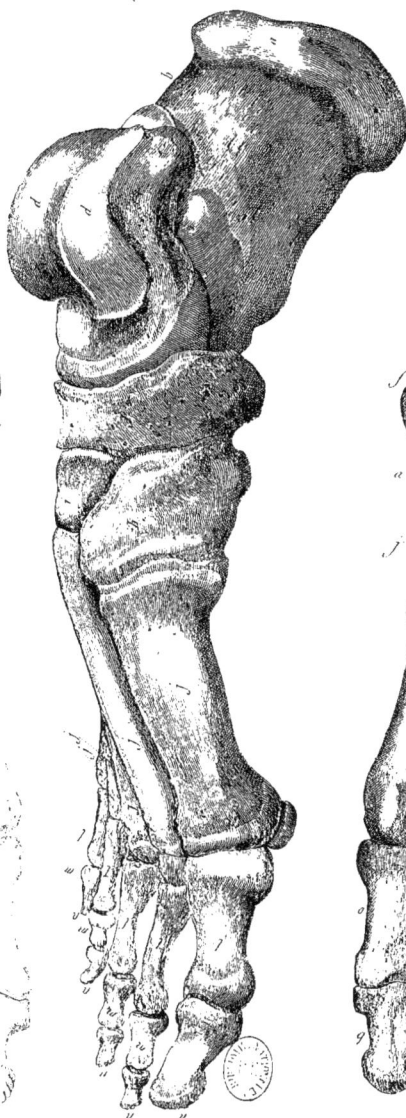
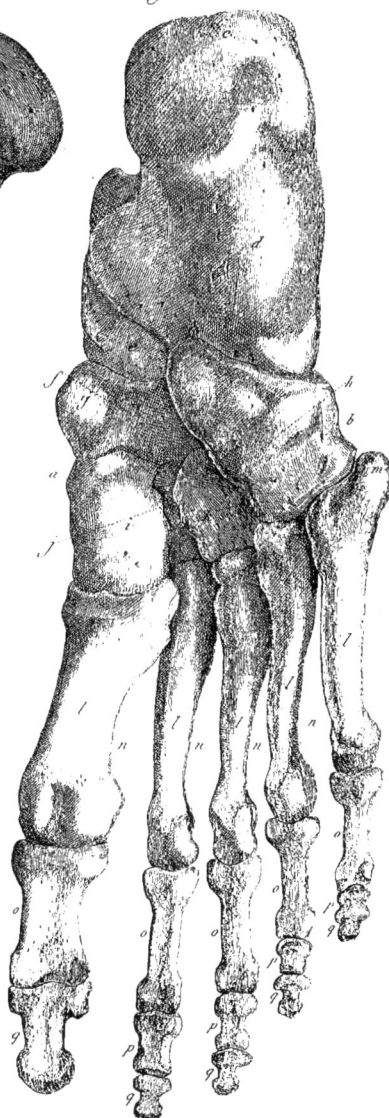

PIED *dans diverses positions*

www.ingramcontent.com/pod-product-compliance
Lightning Source LLC
Chambersburg PA
CBHW072310210326
41519CB00057B/3887